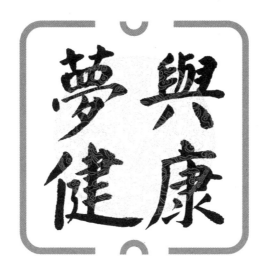

徐文兵

著

SPM 南方出版传媒

广东科技出版社 | 全国优秀出版社

·广州·

图书在版编目（CIP）数据

梦与健康 / 徐文兵著 . — 广州：广东科技出版社，
2020.3（2023.9 重印）
ISBN 978-7-5359-7377-1

Ⅰ . ①梦… Ⅱ . ①徐… Ⅲ . ①五行（中医）- 应
用 - 梦 - 精神分析 Ⅳ . ① R226 ② B845.1

中国版本图书馆 CIP 数据核字（2020）第 006048 号

梦 与 健 康
MENG YU JIAN KANG

出 版 人：严奉强
监 制：黄 利 万 夏
责任编辑：高 玲 方 敏
特约编辑：马 松 谭希彤 崔玉莲
营销支持：曹莉丽
装帧设计：紫图装帧
责任校对：杨崚松
责任印制：彭海波
出版发行：广东科技出版社
　　　　　（广州市环市东路水荫路 11 号 邮政编码：510075）
http：//www.gdstp.com.cn
E-mail：gdkjbw@nfcb.com.cn
印 刷：艺堂印刷（天津）有限公司
规 格：710mm×1 000mm 1/16 印张 15 字数 300 千
版 次：2020 年 3 月第 1 版
　　　　2023 年 9 月第 14 次印刷
定 价：59.90 元

如发现因印装质量问题影响阅读，请与承印厂联系调换。

人贵有自知之明：知梦、知身、知心

近百年来，我们一直跟随西方的科学理论研究梦，其中最广为人知的就是弗洛伊德的《梦的解析》。弗洛伊德的理论主要有两点：一是俄狄浦斯情结，他从这个角度解释梦；二是"力比多"，即性激素对人的影响。

多年以后，蓦然回首，回到中医对梦的理解和认识时，突然发现，**我们中国人，特别是道家，对梦的解析更为独到**（注意，我这里说的是道家，不是道教）。

道教和道家的区别在哪儿？道教是汉朝的张道陵创立的一个宗教，而道家的传承则有几千年的历史，从我们知道的神农、黄帝、老子、庄子到现在，一直存在着道学思想的传承。

很多人认为道家思想就是老子的思想，其实在老子之前有很多伟大的道家人物，比如中医汤液的发明人伊尹，还有姜子牙。所以，道家思想其实跟中华民族的起源基本一致。

在本书中，我就从道家和中医的理论谈谈中国人对梦的认识，通过对梦的解析来深入谈一谈我们中国人对自己的心理、精神、情绪、情感的认识。

这么做的目的是什么呢？其实就是一句话——知心。人贵有自知之明，你知道自己有肉身还不够，还要知道自己有气；知道自己有气还不够，还要知道气的推动需要信息和主宰。信息和主宰是什么呢？就是我们的本心，这是我们悟道的一个途径。

2019 年 12 月 5 日星期四
于北京厚朴中医

第一章
好好睡觉，好好做梦

"三魂"丢了，人就变成了行尸走肉 ／ 为什么很多人白天很风光，一到晚上却睡不着 ／ 只有在深度睡眠时做的梦才有诊断意义

第二章

肝胆不好的人会得什么病？
爱做什么梦？

为什么有忍让之心的人将来有大作为 ／ 女性月经不调、男性性功能障碍都需要调肝 ／ 人的最高境界就是不生气

第三章

心、心包不好的人会得什么病？
爱做什么梦？

梦见飞，与心有关 ／ 与心对应的情绪是高兴，与心对应的颜色是红 ／ 做事聚精会神，不熬夜——如何保护"神"？

第 四 章

脾胃不好的人会得什么病？
爱做什么梦？

为什么你常怀忧虑，因为脾胃有问题 ／ 脾胃是人的
后天之本，有四大功能 ／"智"是小聪明，"慧"是
大聪明

第五章

肺、大肠不好的人会得什么病？
爱做什么梦？

吃酸性的食物对肺好 ／ 肺能助肾行水，水肿、尿不
出来等循环问题与肺有关 ／ 身体里人能够控制的只
有肺、大肠

第六章
肾、膀胱不好的人会得什么病？
爱做什么梦？

如果你有"干燥综合征"，应该好好调治一下肾 ／ 肾
主志，记忆力的好坏都与肾有关 ／ 肾主水，海里的
东西都能直接或间接补肾

第一章

好好睡觉，好好做梦

古人认为，人在子时到丑时之间，也就是在深度睡眠的状况下做的梦才有诊断意义。因为在这个时间段，人在白天处于活动状态的意识会变得模糊，没有理性、没有逻辑，因此这时做的梦能比较真实地反映人的情感和脏腑的状态。比如在深度睡眠状态下梦见树，可能是肝胆系统出了问题；如果在浅睡状态下梦见树，则可能是因为白天参加了植树劳动，从而日有所思，夜有所梦。

一、睡不好的人，活得也不好：
没有"小死"，就没有"大活"

1. 每个人都会做梦，只看你"觉"或"不觉"

（1）"梦"字是根据人睡在床上
眼珠频转的样子造的

甲骨文的"梦"（𢆶）的左边（爿）其实就是我们的床。

甲骨文的"梦"（𢆶）怎么写？"梦"的左边（爿）是什么意思？其实就是我们的床。中医看病叫什么？叫临床，而"床"的本字就是这么写的，其实就是把一张放倒的床竖起来，这个字就是"床"。

"梦"的本义是一个人躺在床上，睁着水汪汪的大眼睛。

甲骨文的"梦"（𢆶）是说一个人躺在床上，右上角的（罒）代表眼睛，右下角的（𠆢）代表一个人。所以"梦"的本义是一个人躺在床上，睁着水汪汪的大眼睛。这是一个会意字。

现代科学研究发现，人在睡眠的时候，脑电波有快波、慢波，眼球快速转动时，说明这个人在做梦。清朝有位著名的医家叫石寿堂，他在《医原》中写了这么一句话："闭极则神明昏乱，呓语不休，目睛频转。"描述的就是人睡在床上，眼珠快速转动的样子。

所以"梦"字，就是根据人睡在床上眼珠频转的样子造的。你看到某人睡着时眼珠在转，这是有形的，表示他在做梦。这时你把他叫起来问："你梦见什么了？"他就会告诉你梦见了什么。但可能第二天早晨他醒来的时候，你问他："做梦了吗？"他说："没有做梦。"这是为什么？因为你没有在他眼珠转动时马上把他叫醒。

(2) 梦的反义词是觉，
　　若总是觉，你就睡不着

梦的反义词是什么？是不梦。有句著名的五言绝句："大梦谁先觉？平生我自知。"宋朝诗人潘阆写他看见钱塘江浪头打来的时候，有弄潮儿把红旗立在潮头上，于是他说："梦觉尚心寒。"意思是他做梦的时候看到这个场景，心里都有点儿发凉的惊恐感。所以梦的反义词是觉（jué）。

觉的另一个发音是jiào，赶紧睡觉，就是把觉（jué）蒙蔽了以后你就睡了，若总是觉，你就睡不着。

人在睡眠的时候，脑电波有快波、慢波，眼球快速转动时，说明这个人在做梦。

你看到某人睡着时眼珠在转，表示他在做梦。

梦的反义词是什么？是不梦。

庄子说过一句话叫"古之真人，其寝不梦"。什么意思？不做梦还是不觉得做梦？这句话被很多人诟病，认为庄子不是写了《庄子》(《南华经》)吗？不也算是真人吗？你还梦蝶(《庄子》中有庄周梦蝶的故事)？那你就不算是真人。

其实，每个人都会做梦，只分觉与不觉。我在临床上调治过很多人，他们整晚都在做梦，说明什么呢？没睡实。可是有的人说："我也睡觉，我也梦了。梦见啥了？记不得了。"这说明睡实了。

很多乱梦纷纭的人，接受了治疗以后慢慢发现梦少了，或者"记不住了"。这都说明睡眠质量提高了。

道家另一位高人叫列子(列御寇)，著有《列子》。我们都把他的文章当寓言和神话故事看，其实里面都是道家修炼的真实记载，著名的神话故事《愚公移山》就出自《列子》。

列子也说了："古之真人，其觉自忘，其寝不梦。"意思是，我觉得我做梦了，但没记住。这是列子对庄子的"古之真人，其寝不梦"的另一种阐释。

道家把人睡着后的状态叫"小死"，所以人如果不睡觉，没有"小死"，就没有什么"大活"。也就是说，睡得不好的人，活得也不好。

那么人在这个"小死"的过程中，会发生什么呢？

其实，每个人都会做梦，只分觉与不觉。

整晚都在做梦，说明没睡实。

睡得不好的人，活得也不好。

死是什么？死是人的全部功能活动都停止，"小死"是人睡着后部分功能活动停止。

2."寐""寝""睡""眠""卧"有什么不同

我们回顾一下有关睡觉的一些汉字。

(1)"寐"

古人通常把睡觉叫寐，范仲淹有句诗："人不寐，将军白发征夫泪。"

"寐"是什么意思？"寐"与幽昧、暧昧的"昧"意思相似——隐藏起来了。所以"昧"是不清不楚、隐藏的一种状态。那么谁昧了？人睡着了，就昧了。

(2)"寝"

"寝"也是一个形容睡觉的字，比如就寝、安寝。中医有句名言叫"人卧则血归于肝"，意思是人躺下睡觉的时候，身体里多余的血就没必要用了，就藏在肝里——"肝藏血"，然后"血舍魂"。

"寝"就是"浸"的意思，比如把一条干毛巾放到水里浸一下，很多水就藏进毛巾里了。当人的心神（魂）入到人的血里面的时候，就叫浸进去了。

很多人睡不着是为什么？他会说："我也很困，可是要睡着了，就好像螺丝跟螺母要扣上的时候，又醒了。"这就叫难以入寝，就是因为魂或神进不去。

很多人睡不着是因为魂或神进不去。

（3）"睡"

再看看"睡"，它由"目"和"垂"组成，眼皮垂下，什么意思？睡吧，但现在很多人合着眼皮也睡不着。有的人有精神障碍，其中一个症状是什么？就是翻白眼。《黄帝内经》中说，癫狂病是抑郁症发作的早期，表现症状就是"视举"——翻白眼，眼睛往上翻。

道家修心，让人睡眠的时候有一个功法——垂帘（闭眼），有意识地让你往下看。眼观鼻，鼻观口，口观心。所以，"睡"字指的可不是眼皮垂下，而是指控制人的眼球或者气的方向的力。"肝开窍于目""眼睛是心灵的窗户"，从这些话也可以看出，睡对人体有很重要的作用。

"睡"字指的可不是眼皮垂下，而是指控制人的眼球或者气的方向的力。

（4）"眠"

还有一个形容睡觉的字是"眠"。有一个成语叫死不瞑目，据考证，古人非要把奴隶的一只眼睛刺瞎，以此作为奴隶身份的标志，那些被刺瞎眼睛的人就叫民。所以，眼睛视而不见的状态就叫眠。不见得到晚上人才会眠，也有人做白日梦。

> 眼睛视而不见的状态就叫眠。不见得到晚上人才会眠，也有人做白日梦。

（5）"卧"

"卧"字也是形容睡觉的。古代的医书中专门有一种病症叫不得卧，这是失眠中比较典型的一种。"不得卧"的人属于心火太旺，什么意思？躺不下来，躺下又得翻身坐起来，在地上走走窜窜，甚至可以溜达一晚上。

> 古代的医书中专门有一种病症叫不得卧，这是失眠中比较典型的一种。

3. 人在清醒的状态下是什么样的——有"感"，还要有"觉"？

（1）"感"要动心，"觉"不动心

睡觉的反义词是清醒。人在清醒的状态下是什么样的？第一种状态叫觉。

一般来讲，梦是主观感觉，那么有人就会问："梦是'感'还是'觉'呢？'感'和'觉'有什么区别？"

"觉"不在心，"感"则动心。

"感"和"觉"都是主观的，但二者还是有区别的。比如，"我觉得冷，你不觉得冷""在同一间屋子里，我感动了，你没有感动"……

通过这些说法就可以看出，"觉"不在心，"感"则动心。

我们睡觉的时候会不会觉得冷或者热呢？热了会蹬被子，冷了会盖被子，这是"有觉"，它不影响你睡觉。

我们睡觉的时候会不会觉得冷或者热呢？热了会蹬被子，冷了会盖被子，这是"有觉"，它不影响你睡觉。可有的人睡着以后，总是能听到洗手间的水龙头没拧紧而产生的嘀嗒声，别人都听不见，唯独他能听见。这说明什么？他的心神外跃过于敏。敏在哪儿了？敏在"感"——外面有点儿风吹草动，他都能感到，所以睡不着。这说明什么？说明这个人心神不宁。

（2）为什么女儿回家省亲叫归宁

"宁"的繁体字是"寧"，宁是有心的，有房子住、有饭吃，人丁都回家了，心就宁了。

看过《字里藏医》的人都知道"宁"是什么意思，"宁"的繁体字是"寧"，宁是有心的，有房子住、有饭吃，人丁都回家了，心就宁了。所以，已婚女子回家省亲叫"归宁"。鸡犬不宁的原意是鸡、狗都不回窝，汶川地震前很多鸡和狗都不回窝，这就是不宁的表现。现在人们将鸡犬不宁理解为鸡飞狗跳，其实不是这个意思，它是指鸡犬不回家。

所以，**当人睡觉的时候要把心神收回到身体内，具体来说就是收回到肝里。**如果心神藏在血里的时候往外放，还有所感，身体甚至会有所觉，就会睡不着。

鸡犬不宁其实是鸡犬不回家的意思。

二、如果"神魂颠倒"，
注定"逆于生乐"

觉就是身体的一种
本能反应，而且是
不动心、不动脑的
反应。

1. "魄"——不动心、
不经过大脑的本能反应系统

现代医学把觉称为脊髓神经反应系统，简单地说，觉就是身体的一种本能反应，而且是不动心、不动脑的反应。比如，有一杯开水放在桌上，手一碰很烫，手就会立刻收回来——这就是觉。

中医认为，这种脊髓神经的反射（本能反应）是不经过大脑的。比如，男性看到一个漂亮姑娘时会忍不住多看一眼，现代医学认为这也是觉，但你看一眼就爱上她了吗？就对她动心了吗？甚至看到一些性感的人，会有生理反应，这也是觉，但没动心。中医把这套不动心的系统称为"魄"。

有一杯开水放在桌上，手一碰很烫，手就会立刻收回来——这就是觉。

2. 白天叫神，晚上叫魂——
指挥人体情绪、情感等动心的系统

什么是"神"呢？就是白天指挥人体更高层次的，包括你的情绪、情感等动心的那套系统。

晚上睡觉之后，人"小死"了，大部分"神"都休息了。但还有一部分"神"在工作，我们把这部分"神"称为"魂"。就好像一枚硬币的两面，白天的那面叫"神"，晚上的那面叫"魂"。

什么叫"神魂颠倒，逆于生乐"？就是白天睡觉，晚上工作，不按阴阳变化的规律来生活。

3. 为什么"魂""魄"都带"鬼"字部

"魂"和"魄"都带一个"鬼"字，"鬼者归也"——人死了以后，回归到原点的状态就叫"鬼"。

人活着的时候是有"神"的，是阳性的；人死了以后"神"没了，是阴性的，叫"鬼"。

那么人在"小死"的状态下，在"神"的小火苗貌似熄灭的状态下出现的精神活动——"魂""魄"，就带"鬼"字部。而作为偏旁的"白"和"云"是什么意思？都是说话的意思，例如"某某云""不知所云""对白"等。

"神"就是白天指挥人体更高层次的，包括你的情绪、情感等动心的那套系统。

什么叫"神魂颠倒，逆于生乐"？就是白天睡觉，晚上工作，不按阴阳变化的规律来生活。

4. "魄"的另一个意思是月亮、月光

"魄"的另一个意思是月亮、月光。在完全没有月亮的时候，我们看不到月亮。但当月亮反射一点儿太阳光，出现了月牙形状，就形成新月，新月的形状是反"C"。新月一点点慢慢变大，最后到满月。这个过程在古代天文学中被称为"生魄"，之后，月亮从满月慢慢变小直到消失，这个阶段叫"死魄"。

中医对梦是怎么认识的呢？白天人活在"神"的照耀下，到了晚上"人卧则血归于肝"，"魂"就藏到肝里了，这时谁还在工作？"魄"还在工作，即脊椎神经反射系统还在工作，而大脑的某些神经或者大脑皮层的一些区域则处于休息状态。

5. "三魂"丢了，人就变成了行尸走肉："三魂"是神的三个组成部分

"三魂七魄"属于道家的理论。人们经常说这个孩子丢了"魂"，某个女人的眼睛勾魂摄魄，某个人又被狐狸精勾走了"魂"……这是开玩笑，还是有它的生理、病理意义呢？

人在"小死"的状态下，在"神"的小火苗貌似熄灭的状态下出现的精神活动——"魂""魄"，就带"鬼"字部。

白天人活在"神"的照耀下，到了晚上"魄"还在工作，即脊椎神经反射系统还在工作。

在道家的理论中，"三魂"是神的三个组成部分：丢一个魂没关系；丢两个魂，人还活着；丢三个魂，人就成了行尸走肉。

(1) 为什么"有的人活着，他已经死了"—— 中医判断人生死的标准

中医判断人生死的标准是什么？曾经，现代医学判断人生死的标准是看是否有心跳和呼吸。后来，人们发现很多没有心跳、呼吸的人幸运地被抢救过来了，于是把判断生死的标准改成了脑死亡。

那么，中医怎么判断人的生死呢？中医认为当一个人失神以后，尽管他的肉身还在走，还在动，还在吃，还在喝……然而他已经"死"了。著名诗人臧克家曾经写诗"有的人活着，他已经死了"，就是形容一个人"死"——如同行尸走肉的状态。

(2)"胎光"：生命之光

"三魂"中最重要的一个魂叫胎光，这是生命之光。如果胎光没有了，人就死了。

过去有部电影《黄连厚朴》，这部电影的编剧有很

在道家的理论中，"三魂"是神的三个组成部分：丢一个魂没关系；丢两个魂，人还活着；丢三个魂，人就成了行尸走肉。

中医认为当一个人失神以后，尽管他的肉身还在走，还在动，还在吃，还在喝……然而他已经"死"了。

深的文学、医学功底。电影描述了老中医给女儿的一
个朋友——一个老总看病，给患者号完脉以后，他说：
"你准备后事吧。"患者一听不相信，便说："你也太神
了，那你说我哪天死？"老中医就说他哪天"过不去"，
这位老总当场就说："我到那天要在王府饭店摆几桌，
专门请你吃饭。"

当时，老中医的女儿就跟这位老总解释："我爸为
人老派，说的话您别介意，他就是胡说八道。"这位老
总还要给老中医钱，结果老头说："我不收死人的钱。"
最后这位老总真的没有活过老中医说的日子，还没摆宴
席就去世了。

这说明古代中医判断人生死的标准，就是看这个人
的神还在不在，胎光还在不在。

(3)"爽灵"：决定人的
智力、慧力、反应的快慢

第二个魂叫爽灵，"灵"的繁体字是"靈"，下面是
一个"巫"。通过念咒语来祈雨，古代叫雩祀。如果念
了咒语后确实下雨了，就叫灵。

每个人都有爽灵，灵的反应是很快的。为什么是

"三魂"中最重要的
一个魂叫胎光，这
是生命之光。如果
胎光没有了，人就
死了。

古代中医判断人生
死的标准，就是看
这个人的神在不在，
胎光还在不在。

"爽"？因为反应很快。很多人，包括所谓"天才"与"白痴"都有心算的本事，随便告诉他一个日子，他就能迅速告诉你是星期几，这种能力不属于逻辑推理，而是一种天赋、本能。

爽灵决定人的智力、慧力、反应的快慢。

我接触过很多孩子，有天生呆傻的，也有生而灵慧的，每个人的禀赋都不一样（这里的禀赋就来自爽灵）。所以，孔子说："生而知之者，上也；学而知之者，次也。"这句话是说，生来就知道的人，最聪明；通过学习才知道的人，次一等。天赋这东西，真是没法比的。

(4)"幽精"：决定人的性取向、性能力

第三个魂叫幽精，对照胎光就能知道"幽精"的含义。幽精决定人的什么呢？决定人的性取向、性能力，决定将来会爱什么人，被什么人勾魂。

很多人失恋以后痛不欲生，看谁都不顺眼，再也没有爱的欲望，就是丢了幽精，其实就是伤神了。古人形容一个人"黯然销魂""黯然神伤""魂飞魄散"，都是指丢了幽精。

爽灵决定人的智力、慧力、反应的快慢。

生来就知道的人，最聪明；通过学习才知道的人，次一等。

很多人失恋以后痛不欲生，看谁都不顺眼，再也没有爱的欲望，就是丢了幽精，其实就是伤神了。

6. "七魄": 当人晚上睡觉后, "魄"还要继续熬夜工作

当人睡着后,三魂,特别是原本还照耀全身的胎光,开始变得暗淡,此时人已睡去,但是谁还在工作呢?是"魄"。

人有七个魄,魄藏在哪里?《黄帝内经》说,"肝藏魂,肺藏魄"。人死的时候魄会离体,从哪儿走?从魄门——肛门离开。所以,古人抢救这些快死的人时,做的第一件事就是塞住肛门,而很多人在死时的表现是大小便失禁。

(1) 第一个魄主宰呼吸

七个魄主宰着人体的七大功能。当人睡着以后还有呼吸,就是有一个魄在起作用,在工作。那些睡着以后打呼噜的人,就是主宰呼吸的魄有问题。

我们经常说一个人"真有魄力"。到底有没有魄力?可以看他睡着时的样子,如果他睡着了像婴儿一样,呼吸均匀,不翻身,不扭动,一觉睡到天亮,那才叫有魄力。

所以,第一个魄主宰人的呼吸,呼吸有问题的人不

是被憋醒就是被痰堵得闷醒，或者在睡觉时总是出现咳嗽、喘、不能平卧等问题，都是这个魄有问题。那我们主要治哪儿呢？调理肺和大肠系统。

（2）第二个魄主宰心跳

人睡着的时候，心还在跳，这是第二个魄在起作用。所以，睡眠的时候心跳突然加剧、血压突然升高、心动过缓或者有间歇停跳的人，都是第二个魄有问题。

（3）第三个魄主宰人的消化

一个人在前一天晚上吃完饭，第二天早晨就会饿，是因为前一天晚上吃的东西都被消化掉了。这是谁在主宰？主宰这项功能的是第三个魄。那些早晨起来刷牙就恶心，满嘴口臭不想吃饭，前一天吃的东西都顶在嗓子眼或者卡在心口的人，就是这个魄有问题。

（4）第四个魄主宰水液代谢

第四个魄主宰水液代谢。比如，前一天晚上喝水之后，第二天早晨起来撒一大泡尿，感觉挺舒畅，这说明魄力很强，不仅能把水消化掉，而且憋得住。魄力不强

第一个魄主宰人的呼吸，呼吸有问题的人不是被憋醒就是被痰堵得闷醒，或者在睡觉时总是出现咳嗽、喘、不能平卧等问题，都是这个魄有问题。

人睡着的时候，心还在跳，这是第二个魄在起作用。

一个人在前一天晚上吃完饭，第二天早晨就会饿，是因为前一天晚上吃的东西都被消化掉了。主宰这项功能的是第三个魄。

的人就会起好几趟夜，起夜还算好的，有的人干脆做梦找厕所，哗哗一尿，醒来后一看才发现尿床了。

（5）第五个魄主宰生殖功能

第五个魄主宰生殖功能，比如前一天晚上有夫妻生活，累了睡一觉，第二天早晨仍然兴致勃勃——这个修复功能是谁负责的？又是一个魄。如果这个魄有问题，第二天人就会腰酸腿疼起不来，说明魄用得过多或者恢复能力太差。

如果主宰生殖功能的魄有问题，第二天人就会腰酸腿疼起不来。

（6）第六个魄主宰知冷知热的功能

我们睡着了觉得冷，没睡醒就知道给自己裹被子，这种知冷知热的功能是第六个魄主宰的。如果这个魄出了问题，第二天人就容易感冒。很多孩子晚上睡觉蹬被子，导致第二天流稀鼻涕，就说明这个魄有问题。有的人该热的时候不热，该冷的时候不冷，睡着了以后出一身汗，醒来褥子上都是一个"人"形，这就是出汗浸的，都是魄有问题。

我们睡着了觉得冷，没睡醒就知道给自己裹被子，这种知冷知热的功能是第六个魄主宰的。

（7）第七个魄具有警觉功能

魄还有警觉功能，如果魄过于警觉，稍微有点儿风吹草动人就醒了，就得开着灯、关着门睡觉。有的女性，老公一出差就睡不着，这就是过于警觉。还有的人毫无警觉，睡着了跟昏过去一样，小偷把家翻遍了都不知道。

（8）有魄力的人，不需要闹钟就能准时起床

第二天早晨要早起，我们现在都是定闹钟，住宾馆有 morning call。但真正有魄力的人，睡前先跟自己说一声，明天早上 6 点得起床，第二天早晨 5 点 55 分就能醒。谁在看表呢？你睡着了有人在照顾你，就是你的魄。

要做好"后天的我"和"先天的我"的交流，就要在这些小事上锻炼我们的七魄。

三、为什么做梦太多且做不了好梦的人，生活质量很差

1. 白天已经刻意一天了，到晚上就别刻意了

《庄子》里专门有一篇文章讲"刻意"，中医认为，人有先天的神，它又分成魂、魄。那么人出生以后所处的环境、所受的教育、积累的经验等一系列后天的东西形成了什么？形成了自己的"意"。

后天形成的东西和先天的魂、魄有什么区别呢？区别在于先天的东西不可更改，而后天的东西是可变的。如果你生在儒家家庭，就会被教育为舍生取义、杀身成仁；如果你生在道家家庭，就会被教育为贵生，即将生命放在第一位，没有什么比生命更重要。所以，后天的这些东西都是可变的，后天形成的意会影响你后天的工

作、学习、生活。

禅宗有一个故事，一个小和尚在山中的寺庙里修行，他第一次跟着老和尚进城，突然看见姑娘了，赶紧拉着师父的手问："师父，这是什么啊？"师父说："这是老虎，老虎是要吃人的。"晚上回到庙里以后，小和尚躺在床上辗转反侧，睡不着。老和尚就问："你在干吗呢？"小和尚说："我在想老虎。"

在这个故事里，小和尚喜欢姑娘是先天的神决定的，而老和尚教他的是意。看见姑娘了，神和意就在小和尚的脑子里开始打架——小和尚这辈子可能会活得很痛苦，因为他要不停地和自己本能的性欲及情欲斗争。

念佛的人多，成佛的人少；痛苦的人多，最后得到觉悟升华的人少。这都是后天的意决定的。

如果我们后天受到的教育多是符合先天的、自然的本能，这辈子就会活得很顺。

中医发现，后天形成的意志会影响人们的心神和魂魄，最后会导致人们在梦中出现先天和后天激烈争斗的场景。也就是说，这种意志会体现在人的梦中。

俗话说："日有所思，夜有所梦。"还有人说："梦是心头想。"柳宗元被贬谪到柳州，心里不太痛快，总是游山玩水，写了一篇文章，其中有句话是"意有所极，梦亦同趣"。意思是他后天思考的这些东西，想到了极

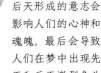

念佛的人多，成佛的人少；痛苦的人多，最后得到觉悟升华的人少。

如果我们后天受到的教育多是符合先天的、自然的本能，这辈子就会活得很顺。

后天形成的意志会影响人们的心神和魂魄，最后会导致人们在梦中出现先天和后天激烈争斗的场景。

点，最后梦中梦到的也是同样的东西。

"意""思""想""志"，"志"是什么？"志"有两个意思，一个意思是记载过往的文字，比如县志、日志；另一个意思是本义，是知心，即记在心中，永志不忘，而将来你想干什么，有什么志向，这些都会体现在梦中。所以，这些后天的思想是影响现代人睡眠质量的重要因素。

现代人活得太刻意，太累，表现出来的就是晚上做的梦跟白天发生的事一模一样，白天做事，到晚上接着做，相当于晚上没睡觉。

真正的睡觉是什么？应该是将后天刻意的东西全忘掉，让先天的魂、魄真正工作。**白天已经刻意了一天，到晚上还那么刻意，那只能是自寻倒霉。**

2. 要做梦就做真梦，真梦就是神游

梦有真梦和假梦之分，真梦是什么？是神游，是绝对的浪漫主义，是匪夷所思的、不可理喻的、很神奇的东西。在真梦中，有的人会梦到去了一个地方，历历在目，若干年以后突然就到了这个地方，似曾相识，这就是神游；还有的人梦里会预测将来的事情；有的人会梦到过去的事情……

将来你想干什么，有什么志向，这些都会体现在梦中。

真正的睡觉是什么？应该是将后天刻意的东西全忘掉，让先天的魂魄真正工作。

真梦是神游，是绝对的浪漫主义，是匪夷所思的、不可理喻的、很神奇的东西。

举个历史上比较有名的例子，唐代大诗人李白曾做过一个梦——梦游天姥吟留别："……脚著谢公屐，身登青云梯……"他最著名的梦是"梦笔生花"——梦见自己用的毛笔开花了。所以李白写的诗就是神来之笔，正如古人说："文章本天成，妙手偶得之。"意思是在虚无中飘着的一些信息，被他捕捉到了，才能写出那么漂亮的诗句。

有一个成语叫江郎才尽。成语中的主人公江淹年少时也曾写得一手好文章，但他做了一个梦，梦见学识渊博的郭璞告诉他："江先生，我以前有支笔落在您这儿了，今天我拿走了。"从此以后，江淹再也写不出任何佳作。这个梦也是神游。

3. 为什么很多人白天很风光，
一到晚上却睡不着

(1)"劳心者睡不着，劳力者睡得香"

找我看病的人中，失眠的患者比较多。人们以为睡眠不好就是入睡困难，其实不是的。睡不好不仅包括入睡困难，还包括早醒。一两点或两三点醒来，就瞪着眼

> 李白写的诗就是神来之笔，在虚无中飘着的一些信息，被他捕捉到了，才能写出那么漂亮的诗句。

> 人们以为睡眠不好就是入睡困难，其实不是的。睡不好不仅包括入睡困难，还包括早醒。

睛睡不着了，一直到天亮，这也是一种睡眠障碍。还有一种睡眠障碍是能睡，虽不早醒，但是一宿都在做梦，第二天醒来以后，感觉比没睡觉还累，这种情况叫浅睡。

人都会做梦，只要你有心跳，就有相应的心理活动。

大部分时候，人只能记住自己有没有做梦。庄子说的"真人无梦"不是说他不做梦——如果人不做梦，就安息了。所以我们说真人或者健康的人无梦，他们一闭眼、一睁眼，天就亮了，这说明他的意识没动，可以回归本我，就不会累。

中医对失眠的调整，就是让入睡困难的人容易入睡，或者缩短其等待入睡的时间；让早醒的人慢慢延长睡眠的时间；让整天乱做梦的人慢慢变得少梦，或者改变原来那种惊险、刺激、恐怖的梦境。

在《列子》的"周穆王篇"里有一个很有趣的故事，说有个老头白天干活，"有老役夫筋力竭矣，而使之弥勤。昼则呻呼而即事，夜则昏惫而熟寐"。俗话说："劳心者治人，劳力者治于人。"但还有一句话："劳心者睡不着，劳力者睡得香。"

这个老头睡着以后，"昔昔梦为国君，居人民之上，总一国之事，游燕宫观，恣意所欲，其乐无比。觉则复役"。醒了以后又去干活。

很多人想安慰老头，结果人家想得开，说："人生百年，昼夜各分，吾昼为仆虏，苦则苦矣；夜为人君，其乐无比，何所怨哉？"虽然白天累，但晚上做美梦，很舒服。

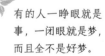

虽然白天累，但晚上做美梦，很舒服。

（2）精神上的痛苦是最大的痛苦，心神之累是最大的累

跟《列子》里的老头相对的是尹氏。"尹氏心营世事，虑钟家业，心形俱疲，夜亦昏惫而寐，昔昔梦为人仆，趋走作役，无不为也；数骂杖挞，无不至也。"尹氏很痛苦，白天操很多心，做很多事，晚上还被人当奴仆，挨打、挨骂。后来"尹氏病之"，朋友劝说："若位足荣身，资财有余，胜人远矣。"——到了晚上，你想做和白天一样的美梦，不可能两个都得，所以只能是"宽其役夫之程，减己思虑之事，疾并少间"。意思是白天别劳心、劳神，晚上就不会活得那么痛苦。

现在城市里的高楼、豪宅这么多，越来越多人做着与尹氏同样的事——白天很风光、很荣耀，到了晚上就睡不着。有的人一睁眼就是事，一闭眼就是梦，而且全不是好梦。

有的人一睁眼就是事，一闭眼就是梦，而且全不是好梦。

所以，**精神上的痛苦是最大的痛苦，心神之累是最大的累，做梦太多且做不了好梦的人，生活质量是很差的。**

（3）睡觉的最好姿势是侧卧睡——卧如弓

有一句话叫"姿势不对，醒来重睡"，实际上睡姿跟做梦也有关系。

比如有的人入睡后频繁遇到梦魇的情况——总感觉有东西压在身上，不能动弹，这是因为自己的手压在胸口，所以容易出现这种情况。

中医讲睡觉要"卧如弓"——侧卧，就不容易出现这种情况。

很多人说睡觉不要向左侧卧，因为会压迫心脏。其实，心脏有胸腔、肋骨的保护，不会这么容易受到伤害。还有的人容易直躺着睡觉，如果这个人胖，悬雍垂（小舌头）会把喉咙堵住，就容易打呼噜。

实际上睡姿跟做梦也有关系。

心脏有胸腔、肋骨的保护，不会这么容易受到伤害。

四、传闻人熟睡时做的梦，
能预测将来

1. 梦里梦外，都要小心病入膏肓

中国人很早就意识到，梦就是人在熟睡时心神或者魂魄对外界的一种感应，而这种感应对将来有提示和预测的作用。有一个很著名的成语——病入膏肓，这一故事在史书上有明确记载，就发生在春秋时期晋景公身上。

中国有一部戏《赵氏孤儿》，讲的是晋景公要将功臣赵武满门抄斩，危急关头，赵家的两个门客挺身而出，一个献出了自己的亲生儿子，另一个献出了自己的性命，最终保住了赵氏的一个孩子。

中国人很早就意识到、梦就是人在熟睡时心神或者魂魄对外界的一种感应，而这种感应对将来有提示和预测的作用。

晋景公在害死赵武一家以后，有一天，他做了一个噩梦，梦见一个厉鬼破门而入，找他索命。这时他被吓醒了，出了一身冷汗，便把当时伺候他的巫师——桑田巫叫来解梦。巫师占卜后说："您活不过今年夏天，吃不到今年新收的麦子了（麦子在夏天成熟）。"晋景公听了以后不信，又派人去秦国请著名的大夫医缓。

在医缓到来之前，晋景公又做了一个梦，梦见两个竖子（童仆）在他的身体里对话，其中一个小孩说："秦国一个医术很高明的大夫医缓要来了，我们赶紧跑吧。"另一个小孩说："我们住的这个地方，居膏之下，肓之上，针之不及，药之不达，其奈我何？"意思是他们待的这个地方已经很深、很安全了，在膏肓里面，就算大夫的医术再高明，也没办法把他们怎么样。晋景公醒了以后，这个梦还历历在目。

第二天医缓来了，他给晋景公号完脉说："您的病，我没法治了，因为已经发展到了肓之上、膏之下。"医缓所说跟晋景公前一天梦到的情形一模一样。最后晋景公说："虽然您没给我治病，但您的诊断太高明了。"说完，晋景公以厚礼相送。

过了几天，麦子熟了，晋景公想起了桑田巫：他说

他们待的这个地方已经很深、很安全了，在膏肓里面，就算大夫的医术再高明，也没办法把他们怎么样。

我不能吃到新麦子，我就做一顿面食吃。然后他把桑田巫叫来，把用新麦子做的面食摆在案头准备吃，对桑田巫说："你说我吃不到今年的新麦子，你看这是什么？"结果他正要吃的时候，突然肚子疼，就去上厕所，结果掉到茅坑里淹死了。

这就是古代噩梦应验的故事。

2.只有在深度睡眠时做的梦才有诊断意义

"膏肓"指哪里？肩胛骨内侧平第4胸椎棘突下，旁开三寸有一个穴位是膏肓穴，跟它平行的穴位叫厥阴俞，就是心包。中医认为，肉质的心脏叫"心包"，包裹心脏的那层脂肪叫"膏肓"。其实就是人体内的脂肪。

病入膏肓的故事告诉我们，人的梦境可以反映身体的健康状况，梦境能在病症尚未明显表现出来时先行提供一些信号，如果能对这些信号进行正确的分析和把握，就可以更好地保护自己的健康。

当然，这并不是让您把所有的梦境都与疾病联系起来，梦见什么就担心自己哪儿有病。

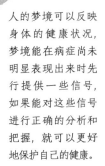

"膏肓"指哪里？肩胛骨内侧平第4胸椎棘突下，旁开三寸有一个穴位。

人的梦境可以反映身体的健康状况，梦境能在病症尚未明显表现出来时先行提供一些信号，如果能对这些信号进行正确的分析和把握，就可以更好地保护自己的健康。

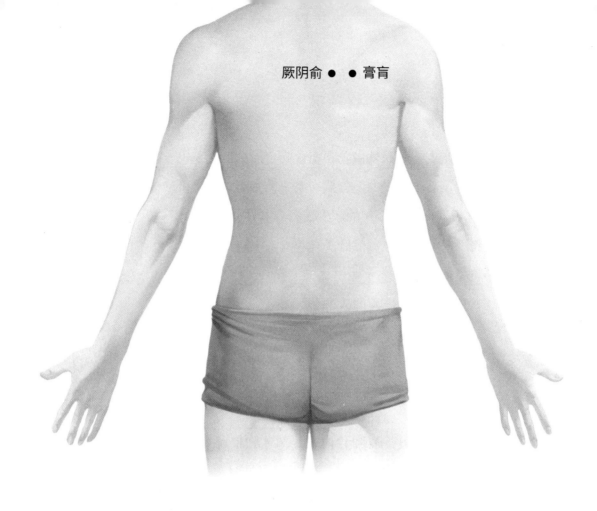

厥阴俞 ● ● 膏肓

　　古人认为，人在子时到丑时之间，也就是在深度睡眠的状况下做的梦才有诊断意义。因为在这个时间段，人在白天处于活动状态的意识会变得模糊，没有理性、没有逻辑，因此这时做的梦能比较真实地反映人的情感和脏腑的状态。比如，在深度睡眠状态下梦见树，可能是肝胆系统出了问题；如果在浅睡状态下梦见树，则可能是因为白天参加了植树劳动，从而日有所思，夜有所梦。

五、你要"称心"还是"如意"？

1. 中医讲的"心"，不是指肉质的心，而是指人的精神、心理、情绪、情感的活动

"肝""肾""胃""肠"，这几个字都带"月"，其实这里的"月"不是指月亮，而是指肉。

为什么"心"不带肉？因为在中医看来，"心"不是肉做的。肉是有形的东西，中医把这个肉心叫心包，又叫心主。有心脏病的人其实是有心包病，精神错乱才是心病。所以中医讲的"心"，不是指肉质的心，而是指形而上的，指人的精神、心理、情绪、情感的活动。

很多抑郁症患者找我看病时说："徐大夫，我老公挺好的，挣钱挺多，也挺爱我，不在外面搞二奶，孩子也挺争气的，考上了大学。我在外面工作也挺顺的，但我就是不高兴。"

这怎么可能呢？照常理来看，她应该感到高兴才对啊。她之所以不高兴，就是因为自己跟自己打架。

2. 你是做给别人看，还是做给自己看——"心"和"意"的区别

区分"心"和"意"，有一个很简单的方法——你是做给别人看，还是做给自己看。比如，你穿高跟鞋是为了让自己舒服，还是为了让别人觉得好看？你做梦是做给自己看，还是做给别人看？

为什么我们说梦很重要，因为它代表了你的一种本心，是装不出来的。为什么要分析梦？其实就是在分析本心。

再说一个心和意的区别，丈母娘选女婿的标准通常是男方的家庭条件，每月挣多少钱，有没有房子，有没有车，有没有婚史，有没有孩子，这些考虑都是意。可闺女的标准是什么？是自己是否对他动了心，见了他有没有心头撞鹿、怦然心动的感觉。

可是世界上的事往往不那么称心，称心的不如意，如意的又不太称心，既称心又如意的情况是少之又少。让丈母娘看对眼的人，女儿不动心，瞅着没感觉；女儿

爱得死去活来的人，丈母娘又看不上。最后是随心还是随意呢？就要看每个人的选择了。

事实上，遂了"意"的人，通常是将来要找医生看病的人，因为他们虽然有了房、有了车，日子过得挺好的，但就是活得不高兴。顺了"心"的人，可能会吃点苦，但外在的那些东西将来都会有，只是迟早的问题。

我们看孩子的问题，有的家长是医生，非拧巴着让孩子去学医；有的家长心里有一个音乐梦，非要让孩子去学小提琴之类的乐器……

这些家长在做决定前，不观察孩子的天性，最后闹得孩子的心理扭曲。在我治过的患者中，最小的抑郁症患者只有 8 岁，他拿刀扎自己的手，为什么？因为这样扎完就可以不拉琴了。

其实，现在我们很多人都活在和自己打架的过程中，就像"病入膏肓"中的两个竖子在争辩一样。精神分裂的人，身体里会出现两个人，都是"他们"，在不停地吵架、争斗。我治过的最奇怪的一个患者的症状是：他认为自己的左边是男的，右边是女的——这就是身心的一种分离。

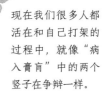

顺了"心"的人，可能会吃点苦，但外在的那些东西将来都会有，只是迟早的问题。

现在我们很多人都活在和自己打架的过程中，就像"病入膏肓"中的两个竖子在争辩一样。

3. "等闲识得春风面" ——

为什么春风无法看见，却能感觉到

前面讲过，既然心是形而上的精神活动，似乎没有办法把握，那么我们该怎么办呢？

我们应该如何理解"智慧"二字呢？其实，慧不是智，不是智力能研究透彻的东西。

中国人特别讲究"精、气、神"这三个字，其中，"气"的另一个写法是"炁"，意思是无中生有，"无"字上面有一点，代表水，底下有四个"火"。

辩证唯物主义认为，世界是物质的，物质是运动的。是什么让物质运动？是气。人在出生以后需要呼吸空气，喝母亲的乳汁，吃五谷杂粮产生的能量叫后天之气；父母给的、经血化生的叫元气，是第二种气——"炁"。这两种气走的路线不一样。

另外，神是看不见、摸不着的东西，但是你可以间接触动它。中医认为，虽然你看不见神，摸不到神，但可以想象神。

想劝活得不高兴的人或者给活得不高兴的人治病，你从哪儿下手呢？古代高级的医生可以直接通神，跟患者一起坐一会儿，观察患者的眼睛，或者聊聊天，就把患者的心神调过来了。

人在出生以后需要呼吸空气，喝母亲的乳汁，吃五谷杂粮产生的能量叫后天之气；父母给的、经血化生的叫元气。

中医认为，虽然你看不见神，摸不到神，但可以想象神。

现在很多医生都没有达到这个级别，但医生可以影响到气。

神是有能量基础的，也就是说你产生什么样的情感、情绪，取决于你有什么样的气。如果影响了气，也就影响了情绪、情感，甚至影响了梦境。

那么，气的基础又是什么呢？气来源于哪里？气来源于有形的、物质层面的东西——中医或道家把它称为"精"，或者在后面加一个字，"形"。也就是说，可以通过调整肉身的结构，包括经、脉、肉、皮、骨来影响气。

人体最重要的东西是精髓，髓是骨子里无法改变的东西。俗话说，"扒了皮我都认得你的筋""化成灰我都认得你"。这里认的不再是肉身，而是能感觉到的这种无形无象的东西。有一句诗是"等闲识得春风面"，春风是无法看见的，但能感觉到。而在"吹面不寒杨柳风""天下何人不识君"这两句中，人们感受到的都是无形的东西。人们都认识你，但不一定见过你本人，都是久仰大名，久闻你的思想，进而神交已久，这叫识。

所以，中医建立了一套理论，把人的肉体和功能活动联系起来，以至可以通过调形、调气达到调神的目的，这就是中国人的智慧和伟大之处。

可以通过调整肉身的结构，包括经、脉、肉、皮、骨来影响气。

俗话说："扒了皮我都认得你的筋""化成灰我都认得你"。这里认的不再是肉身，而是能感觉到的这种无形无象的东西。

4. 有多少人能在一生中分清"像"与"象"

禅宗中有个著名的故事是《佛头着粪》，典故出自《景德传灯录·卷七》。说的是崔相国前往湖南东寺，见鸟雀于佛像头顶上拉屎，便问如会："鸟雀还有佛性也无？"

如会答道："有。"

崔相国又问："为什么向佛头上放粪？"

如会回答："是伊为什么不向鹞（yào，雀鹰的通称）子上放（鸟雀为什么不向鹞子头上放粪）？"

如会的意思是，生态的自然平衡是大自然真如佛性表现的一种状况。而崔相国犯的就是拘形为象的错误。石刻、泥塑、木雕的形，加上油漆、彩绘、贴金的像，在信佛、敬佛、礼佛的人眼里，会生成庄严、肃穆、敬畏的象。而在不信佛的人和鸟兽眼里，它不过是泥胎木偶，不会让人产生任何敬畏的感觉，所以，有的人会毁佛拆庙，鸟雀会在佛头上拉屎。而鹞子能让鸟儿产生敬畏的感觉，所以鸟儿断然不会在鹞子的头上拉屎。

准确地说，形和像是客观存在，而像是主观感觉。正是由于人的不同，像与象才出现了差异。像和象不分的主要原因，就是忽视和否定了人的智力、慧根、知识、经验、素质、素养的不同。

《咬文嚼字》编辑部曾总结过中国人常见的汉语语

形和像是客观存在，而像是主观感觉。正是由于人的不同，像与象才出现了差异。像和象不分的主要原因，就是忽视和否定了人的智力、慧根、知识、经验、素质、素养的不同。

法错误，排在首位的就是"像""象"不分。简单地说，这是认字、识字、用字技术层面的问题，实际上是人们的哲学素养逐渐下降甚至缺失的结果。

红色、绿色是像，但是部分色盲者看不出红色和绿色的区别。

面对同样的半杯水，乐观的人看到还有半杯水，悲观的人却感叹少了半杯水。面对同样的秋天，大多数文人骚客都感觉悲凉，如柳永有词云："渐霜风凄紧，关河冷落，残照当楼。是处红衰翠减，苒苒物华休。"唯独刘禹锡的《秋词二首》唱出了新意："自古逢秋悲寂寥，我言秋日胜春朝。晴空一鹤排云上，便引诗情到碧霄。"而毛主席则看出了秋天比春天还红火、热闹的气势："看万山红遍，层林尽染""万类霜天竞自由"。

为什么有这么大的差别，原因就在于人的气质和心境不同。

形与像是相对静止的、凝固的，局部反映了客观真像，只有人的抽象思维能力能够透过现象看本质，通过静止想象其运动变化规律，通过局部把握全局，从而使心中的象更接近自然真相。

很多人把看到的形和像等同于真相，便犯了孤立、片面、静止看待问题和解决问题的错误。

所谓"象"由心生，就是通过自身的修行开启智

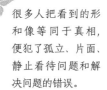
面对同样的半杯水，乐观的人看到还有半杯水，悲观的人却感叹少了半杯水。

很多人把看到的形和像等同于真相，便犯了孤立、片面、静止看待问题和解决问题的错误。

慧，进一步提高自己的抽象思维能力，达到能见微知著、由表及里、举一反三的目的。这种认识客观世界的方法，可以称为中华民族的象学，比如天象、气象、星象学，以及中医的脉象、舌象学。

中央电视台曾报道过一位传奇的破案高手董艳珍，她自小继承祖传的足迹追踪技术，十六岁开始协助警察破案，直接或间接地破获各类大小刑事案件千余起，被誉为民间"女神探"。她能根据人的脚印（象）判断出人的身高、体重、步态，并在过往的人群中找出嫌疑人。最有意思的是在一次指认犯罪嫌疑人时，她明确地告诉对方："你的左脚小脚趾少一节骨。"警察要扒鞋查看的时候，犯罪嫌疑人说："你可别扒了，是我干的。"说完坐在地上开始大哭。

为什么看到一个人的脚印就能知道他的左脚小脚趾少一节骨？这就是智慧。

临床上的抑郁症患者，其家境往往是富足优裕的，而患者本人却总是高兴不起来，甚至自觉生不如死，总想寻短见。调治这样的患者，改变外部条件无济于事，唯一的途径就是运用中医理论，调理患者的心气、心血、心神，开散郁结，通畅气血，宁心安神。只有如此，患者才会产生不假于外物的幸福、满足和愉悦的感觉。

"象"由心生，就是通过自身的修行开启智慧，进一步提高自己的抽象思维能力，达到能见微知著、由表及里、举一反三的目的。

运用中医理论，调理抑郁患者的心气、心血、心神，开散郁结，通畅气血，宁心安神。只有如此，患者才会产生不假于外物的幸福、满足和愉悦的感觉。

六、《黄帝内经》释梦篇

1.《灵枢·淫邪发梦》说什么

我们再来看一下中医的五行学说是怎么把这些有形的肉身的东西和它的能量流动，以及带来的情绪、情感、梦境进行归类的。

《黄帝内经》中专门有三篇阐述这个内容，其中最重要的一篇是《灵枢·淫邪发梦》。"淫"是过分的意思。外面的这些不良因素，包括有形、无形的东西刺激你的身体以后，会让你做特定的梦。中医把这些进行普遍联系，通过分析来诊断疾病。

《灵枢·淫邪发梦》

黄帝曰：愿闻淫邪泮衍，奈何？

岐伯曰：正邪从外袭内，而未有定舍，反淫于藏，不

"淫"是过分的意思。

外面的不良因素，包括有形、无形的东西刺激你的身体以后，会让你做特定的梦。中医把这些进行普遍联系，通过分析诊断疾病。

得定处，与营卫俱行，而与魂魄飞扬，使人卧不安而喜梦。气淫于府，则有余于外，不足于内；气淫于藏则有余于内，不足于外。

黄帝曰：有余不足，有形乎？

岐伯曰：阴气盛，则梦涉大水而恐惧；阳气盛，则梦大火而燔焫；阴阳俱盛则梦相杀。上盛，则梦飞；下盛，则梦堕；甚饥，则梦取；甚饱，则梦予。肝气盛，则梦怒；肺气盛，则梦恐惧、哭泣；心气盛，则梦善笑；脾气盛，则梦歌乐，身体重不举；肾气盛，则梦腰脊两解不属。凡此十二盛者，至而泻之，立已。

厥气客于心，则梦见丘山烟火；客于肺，则梦飞扬，见金铁之奇物；客于肝，则梦山林树木；客于脾，则梦见丘陵大泽，坏屋风雨；客于肾，则梦临渊，没居水中；客于膀胱，则梦游行；客于胃，则梦饮食；客于大肠，则梦田野；客于小肠，则梦聚邑冲衢；客于胆，则梦斗讼自刳；客于阴器，则梦接内；客于项，则梦斩首；客于胫，则梦行走而不能前，及居深地窌苑中；客于股肱，则梦礼节拜起；客于胞䐈，则梦溲便。凡此十五不足者，至而补之，立已也。

《黄帝内经》中还有两篇讲述了五脏的虚、实、寒、热让人产生对应的梦境。

《黄帝内经》中还有两篇讲述了五脏的虚、实、寒、热让人产生的对应梦境。

2. 中医的五行学说和阴阳学说
讲的是一种关系学

中医的五行学说和阴阳学说讲的是一种关系学，因为中医或者道家理论，说的就是人是天地间的一个产物，跟天地有一种千丝万缕、割舍不断的联系。 中医的任务就是认识并调整彼此的这种关系，最后达到一种和谐、平衡、圆满的结果。

怎么做呢？首先是对这些有形的东西进行归类。所谓归类，就是把它们背后拥有的共同能量归结为一类。因为同一类东西会踩着同一种步调起舞，当其中的一种东西被触动，这一类东西都会被触动，这叫五行。我们在五行归类的基础上，再研究这五大类之间相生、相克的关系。

中医或者道家理论，说的就是人是天地间的一个产物，跟天地有一种千丝万缕、割舍不断的联系。

所谓归类，就是把它们背后拥有的共同能量归结为一类。

第二章
肝胆不好的人会得什么病?
爱做什么梦?

水对应肾，木对应肝，水生木，所以想补肝的话，也要吃点儿补肾的药，这叫虚则补其母。

金对应肺，所以人生气了以后，气往上走，深呼吸就能把气压下去。但如果你经常把这口气压下去，对身体也会产生损害，会郁结于心。

人的最高境界就是不生气，这样才有利于养生。

肝克脾，人生气时肝气太旺，克了脾。而人吃的东西全靠脾来吸收，脾变弱，吃的东西就吸收不了，导致人生气时会拉肚子。

一、肝胆应该如何养

1. "大丈夫能屈能伸" ——
肝属木，木曰曲直

首先要讲一下，五行是木、火、土、金、水。木指活着的草木（枯木、朽木不叫木），颜色是青绿的，对应的脏腑是肝和胆。

中医或者道家的五行学说给木的这套系统的基本定义是"木曰曲直"，翻译成通俗的话就是"大丈夫能屈能伸"。在人的身体里，骨头能直不能屈，血脉能屈不能直（直了就动脉硬化了）。

身体里只有一个能屈能伸的系统，就是木，而且这个木肯定是活木，如果它是朽木，即是直的，就没有柔性，一掰就断。符合这套性质的东西都属于木系统。

中医认为，肝的生理功能也符合"曲直"的概念，也就是说，当它直的时候，能冲破压在它身上的所有障碍，长出新的草或树；但当大风来的时候，它又能弯下身来，使自己不被吹折，所以叫宁弯不折。

我在给患者治疗的过程中，经常会劝一些人："你不要百折不挠，一定要百挠不折，能屈能伸。"

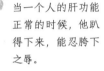

你不要百折不挠，一定要百挠不折，能屈能伸。

2. 为什么有忍让之心的人将来有大作为

肝胆的功能在曲的时候，是委曲求全，它表现出来的是忍让、忍气吞声、藏、柔。对应的情绪是怒（肝主怒）。

怒和愤不一样，当一个人委曲求全的时候是在怒，当他发火的时候是在愤。所以当一个人委曲求全、含垢忍辱、卧薪尝胆的时候，他是处于一种曲的状态。也就是说，当一个人的肝功能正常的时候，他趴得下来，能忍胯下之辱。

当一个人的肝功能正常的时候，他趴得下来，能忍胯下之辱。

但你想想，一把弓箭特别弯曲的时候，就意味着它即将迸发出特别大的能量。所以，有忍让之心的人将来有大作为；因一点儿小事就起火的人，意味着他的弹性限度不够大。

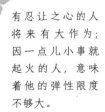

有忍让之心的人将来有大作为；因一点儿小事就起火的人，意味着他的弹性限度不够大。

3. 肝火太旺或平时感觉活得很压抑，想发火却发不出来怎么办

肝对应的味道是酸，我们经常说一把辛酸泪，那是辛酸触动到你的肝了。

肝的经络特别有意思，它起始于大脚趾和二脚趾中间，从大脚趾的内侧往上走，一直走到我们的头顶。我们说怒发冲冠，一直能从底下冲到上面，整个通透的感觉。

肝经上有个"开关"——太冲穴，如果气太足，就把它"关"小点儿。这个穴位在哪儿呢？大脚趾和二脚趾的结合部，也就是大脚趾和二脚趾之间的脚缝。

如果你的肝火太旺，就逆着它往下捋，也就是从脚腕向脚趾往脚尖走；如果你活得很压抑，平时太委屈，太窝囊，想发火发不出来，想做决定却拿不定主意，那就顺着它往上推，这时气就上来了，最后你就长脾气了。这叫疏肝理气。

中医发现，肝气郁滞的人有一个表现，就是肋叉子疼，总是觉得这里憋得慌，经常顺着肋骨揉一揉，就能开胸顺气。

肝对应的味道是酸，我们经常说一把辛酸泪，那是辛酸触动到你的肝了。

中医发现，肝气郁滞的人有一个表现，就是肋叉子疼，总是觉得这里憋得慌，经常顺着肋骨揉一揉，就能开胸顺气。

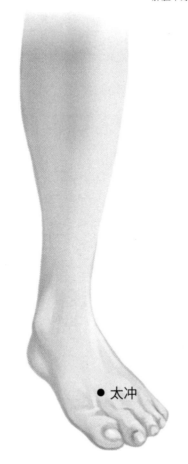

● 太冲

4. 肝总是太直而不曲，会导致生什么病

肝主筋，筋对应木，肉对应土，木克土。很多人因为筋总是处于紧张状态，所以肌肉就硬化或者纤维化了，这种情况就是肝总是太直而不曲导致的。

很多人说自己睡不好觉，放松不下来，总是紧张。如果摸他们的肌肉，会发现是紧绷的，这种人即使躺下睡觉也放松不下来。

> 很多人说自己睡不好觉，放松不下来，总是紧张。如果摸他们的肌肉，会发现是紧绷的，这种人即使躺下睡觉也放松不下来。

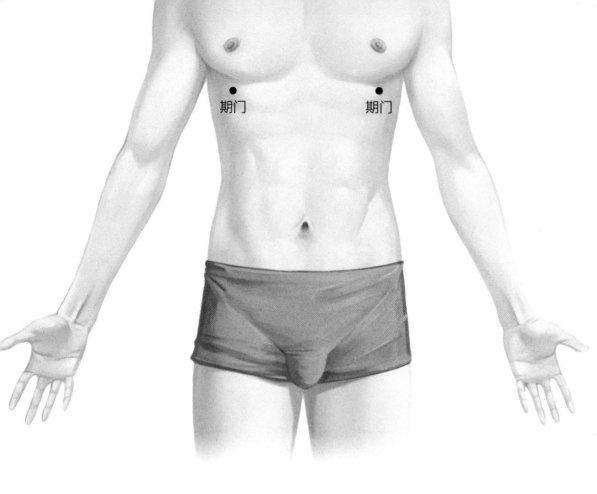

期门　　　　　　　　　　　期门

期门穴是最容易让人放松的一个穴位。

　　那怎样才能让他们放松呢？可以按摩期门穴，因为期门穴是最容易让人放松的一个穴位。

5. 酒入肝，喝酒对人好不好

肝气不足的人可以喝点儿酒，以此来鼓舞肝气。

　　辛辣的食物可以让肝舒展，肝对应的气味是辛。肝气不足的人可以喝点儿酒，以此来鼓舞肝气。比较温和的酒有黄酒，比如女儿红，常见的喝法是把黄酒加热，加点儿生姜或乌梅。加生姜是为了让酒的热性和辛辣的味道更强，增强对肝的补益作用；加乌梅是为了平衡酒的热性。

在冬天很冷的时候，如果你想让身体尽快热起来，就在酒里加生姜；如果你想和朋友多坐一会儿，多喝几杯酒，那就加乌梅（乌梅是一味中药，新鲜的梅叫青梅，干燥以后就叫乌梅。脾气不好、血压特别高的人可以喝点乌梅汤，再加点儿冰糖，能缓和脾气。有的女性嫉妒心特别强，喝点乌梅汤可以减轻她的嫉妒心理）。

日本的清酒浓度比黄酒低一点儿，一般也是加热以后喝，平日里喝点清酒对身体也有好处。最不能多喝的是啤酒，因为啤酒性寒，喝多了会使体内产生寒性的脂肪，肚子会越来越大。

喝完酒以后，人的心跳会加快，身体发热，脾气会变得暴躁，甚至爱打架，性功能也会增强……这些生理变化都说明酒是入肝的。但是酒喝得太多，人就会开始发抖，意识也会不清楚，甚至脑血管会破裂出血。

有的女性嫉妒心特别强，喝点乌梅汤可以减轻她的嫉妒心理。

最不能多喝的是啤酒，因为啤酒性寒，喝多了会使体内产生寒性的脂肪，肚子会越来越大。

6.人的最高境界就是不生气

水对应肾，木对应肝，水生木，所以想补肝的话，也要吃点补肾的药，这叫虚则补其母。

金对应肺，所以人生气了以后，气往上走，深呼吸就能把气压下去。但如果你经常把这口气压下去，对身体也会产生损害，会郁结于心。

人的最高境界就是不生气，这样才有利于养生。

肝克脾，人生气时肝气太旺，克了脾。而人吃的东西全靠脾来吸收，脾变弱，吃的东西就吸收不了，导致人生气时会拉肚子。

人的最高境界就是不生气，这样才有利于养生。

7.女性月经不调、
男性性功能障碍都要调肝

肝胆表现出来的功能首先是藏血。藏血有两种含义，一是人卧则血归于肝，肝藏血。睡不着觉的人主要是因为肝不藏血了，现在很多人的肝里充斥着脂肪和酒精，没有什么好血，这种人就睡不着。二是表现在女性的月经上，平时的21天在藏血，当她的肝曲到一定程度要迸发的时候，就是月经来潮的时候。所以，当女性

睡不着觉的人主要是因为肝不藏血了，现在很多人的肝里充斥着脂肪和酒精，没有什么好血，这种人就睡不着。

经期有问题去调治的时候，中医通常会调治肝。

同样，对男性的性功能来讲也是如此，中医把男性生殖器含蓄地称为"宗筋"，意思是繁衍后代的筋。大丈夫能屈能伸，体现在性功能方面最形象，需要的时候它会充血勃起，变得温暖而且持久力很强；不用的时候能忍让、藏柔。

> 中医把男性生殖器含蓄地称为"宗筋"，意思是繁衍后代的筋。

8. 眼睛亮，眼神好，离不开肝好

肝开窍在眼睛上（"肝开窍于目"），它还表现在我们的指甲上，与肌腱和筋有关系。

精神病患者的眼睛发直。眼波流转、顾盼生辉的背后是什么东西？就是筋。有的人很会"使眼色"，有的人两眼无神，想从根上调就得调肝。

有的人说："徐大夫，我由于真菌感染得了灰指甲。"我说："真菌怎么不感染我？还是你的内部出问题了，家里没有'内贼'，招不来'外鬼'。"

爪、甲是肝所主，是你看得见、摸得着的东西，但它们出问题实际上是肝的问题。

> 眼波流转、顾盼生辉的背后是什么东西？就是筋。有的人很会"使眼色"，有的人两眼无神，想从根上调就得调肝。

9.肝的经络穴位对人有什么大用

（1）为什么人生气时连头发都能立起来——
　　　肝经在人体的走向是"络阴器，入小腹，
　　　出期门，至巅顶"

肝的经络起于足大脚趾外侧，"络阴器，入小腹，出期门，至巅顶"。也就是说，肝经沿着腿的内侧往上走，到生殖器的部位要环绕一下。因此，当我们刺激足大脚趾的时候，人的性功能也会有反应。

然后肝经进入小腹部，从小腹两侧一直往上走，到达肋骨的时候有一部分就出来了，这部分肝经出来的位置就是肝经上的重要穴位——期门穴。

肝经继续往上走，最后通过眼睛到达头顶。所以说，人生气的时候连头发都能立起来，就是因为这是肝经循行的路线。

当我们刺激足大脚趾的时候，人的性功能也会有反应。

人生气的时候连头发都能立起来，就是因为这是肝经循行的路线。

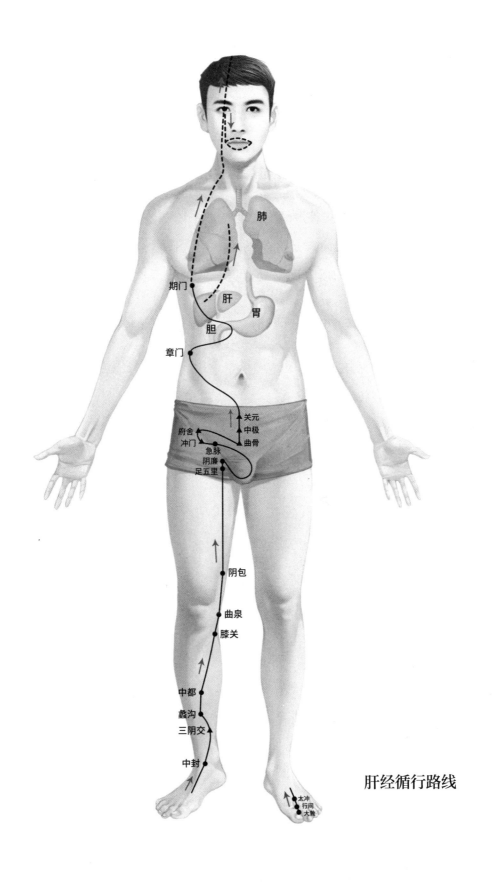

肺

期门

肝

胃

胆

章门

关元
中极
府舍
冲门
曲骨
急脉
阴廉
足五里

阴包

曲泉

膝关

中都

蠡沟

三阴交

中封

太冲
行间
大敦

肝经循行路线

（2）按太冲穴和期门穴，
就能调治痛经、乳腺增生

要记住肝经上最重要的两个穴位：太冲穴和期门穴。

太冲穴是肝经的第3个穴位，位于足背第1跖骨间隙的后方凹陷处。这个穴位是保护肝脏的，可以用来调治肝气不足。

太冲穴是保护肝脏的，可以用来调治肝气不足。

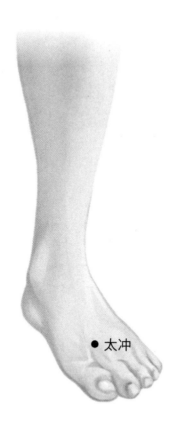

● 太冲

肝有推动心的作用，能促进血液循环。**如果你的血液循环不好，可以在手脚冰凉的时候按一下太冲穴，这样血液循环就会加快——女孩子痛经、小肚子冷也可以按摩这个穴位。**

肝气不足和肝火太旺的人都可以按摩太冲穴，如果血压低、肝气不足，就从下往上按；如果血压高，总是爱生气、打架，就从上往下按；如果经常头疼，特别是偏头疼的人，也可以从上往下按。

其实刺激大敦穴也可以，但会比较疼，一般人不宜

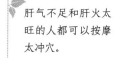

肝有推动心的作用，能促进血液循环。

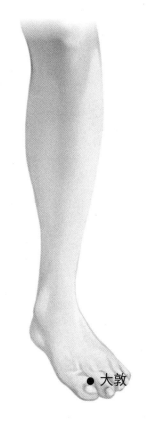

● 大敦

肝气不足和肝火太旺的人都可以按摩太冲穴。

用这个方法。

期门穴是肝经的第 14 个穴位，对女性而言，位置一般在乳房下缘的肋骨中间。女性的乳头一般是在第 4、第 5 肋之间，期门穴则在第 6、第 7 肋之间，大概位置就是乳头的正下方或稍靠外一点儿。

"期门"的意思就是"定期开门、关门"，它主管女性的月经。"开门"时，月经就来了；"关门"时，月经就结束了。所以期门穴对女性特别重要，对女性月经的

期门穴对女性特别重要，对女性月经的影响特别大，痛经的人可以按这个穴位。

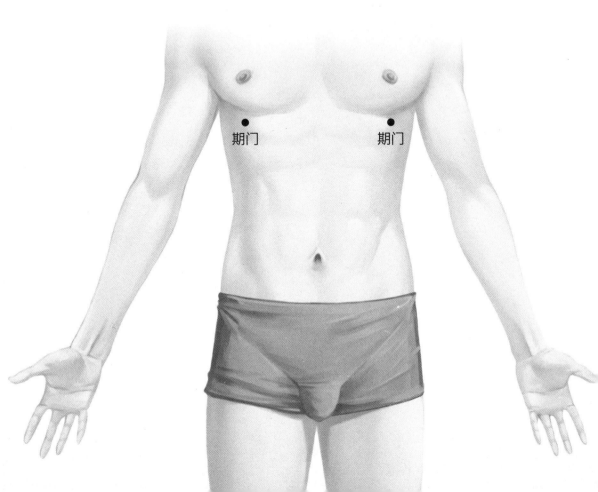

影响特别大，痛经的人可以按这个穴位。

很多女性在来月经之前乳房会疼，这时只要按期门穴，开了这个"门"，乳房就不疼了。因为在正常情况下，肝气从期门穴进入胸腔，然后就直接上头了，如果期门穴不开，肝气就会往上顶，从而导致乳房疼痛。

很多女性会患乳腺增生甚至乳腺癌，乳腺增生一般都在期门穴这个位置，乳腺癌一般在乳头外侧上方。如果女性爱生气，特别是生闷气，最后这些气都聚集在期门穴，里面就有很多硬块。有的人去做手术，用刀割掉这些硬块，可是很多人割掉以后第二年还会长。其实，**预防乳腺增生最好的办法就是每天按一下期门穴。**

男性也可以按期门穴，有的男性的期门穴简直不能碰，一碰就疼，说明他憋了很多气在身体里。这种人按完期门穴以后就会打嗝，这是把气都排出来的表现。

肝经起始于足，有的女孩子不注意脚部保暖，往往会导致寒气沿着肝经到达小腹内部，引起痛经。我治疗过的女中学生都是这种情况，因为第二天有体育课，正赶上她要来月经，她不想让月经来，就把两只脚放在冰水里，这样第二天月经就没来，她还很高兴，觉得这样很有效，可是从此以后身体就出问题了，每次来月经都痛苦得要命。调治痛经有两个办法，一个是按摩太冲穴和期门穴，另一个办法是用艾灸灸小肚子。

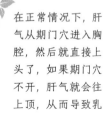

在正常情况下，肝气从期门穴进入胸腔，然后就直接上头了，如果期门穴不开，肝气就会往上顶，从而导致乳房疼痛。

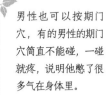

男性也可以按期门穴，有的男性的期门穴简直不能碰，一碰就疼，说明他憋了很多气在身体里。

从保健的方面来讲，我觉得最重要的穴位就是太冲穴和期门穴，只要把这两个地方照顾好，人的情绪就不会受太大的影响。

有的女孩子小肚子特别凉，因为现在很多女孩子喜欢穿低腰裤、露脐装，还有贪凉怕热的生活习惯，使得很多女孩子小肚子凉，就很容易痛经。

从保健的方面来讲，我觉得最重要的穴位就是太冲穴和期门穴，只要把这两个地方照顾好，人的情绪就不会受太大的影响。所以，每天好好揉揉这两个穴位是很有必要的。

二、肝实火的人生理上有什么表现？爱做什么梦？

中医看病分类很简单，任何一种病，都先把它分成阴证和阳证，再细分虚、实、寒、热。那怎么判断虚、实呢？记住两句话，虚是该有的东西没有，实是有了不该有的东西。

肝病主要有四种：肝实火，肝实寒，肝虚寒，肝虚火。

什么叫实火？首先它是阳证、热证，同时它又是实证——体内有了不该有的、过多的火和热。

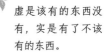

中医看病分类很简单，任何一种病，都先把它分成阴证和阳证，再细分虚、实、寒、热。

虚是该有的东西没有，实是有了不该有的东西。

1. 肝实火的人眼睛发红，易激惹、好愤，看谁都不顺眼，睡眠差

肝实火的人平时表现为眼睛发红，目赤肿疼，甚至还有人眼睛突出来，类似于甲亢的症状。如果一个人直而不曲，总是硬撑着、绷着，还容易发火，就属于易激惹、好愤的人，看谁都不顺眼。

肝实火的人往往睡不着，因为肝是阴柔的，要藏血、藏魂，他们的肝里充满了实火，所以往往是昼夜颠倒。有的人会靠强力安眠药睡觉；有的人睡会儿就醒了，睡不了长时间的觉。即便是睡着了，也会梦见郁郁葱葱的树，而且这些树一会儿就着火了，或者梦到一些人突然飞起来了。

《黄帝内经》中说："上盛则梦飞，下盛则梦堕。"意思是火在上面浮的时候，人总是飞扬跋扈、怒发冲冠。人在发怒的时候都是脸红脖子粗的，你看斗鸡是什么样的——羽毛都支棱起来。但是记住，"杀人三千，自损八百"，你总是发怒、发火，最后伤的是自己。这种人容易出现高血压、脑溢血，甚至容易死亡。

肝实火的人往往睡不着，因为肝是阴柔的，要藏血、藏魂，他们的肝里充满了实火，所以往往是昼夜颠倒。

你总是发怒、发火，最后伤的是自己。这种人容易出现高血压、脑溢血，甚至容易死亡。

2.肝实火的女人，月经不是崩就是漏

有的女性属肝实火，压不住火。症状就是肝不藏血，月经有问题，正常人藏二十一天血，放七天血。肝实火的女性不是崩就是漏——崩就是血突然来了，止都止不住；漏是月经走了以后滴滴答答不干净，有的人能持续一个月，直到下次经期都在出血。

《红楼梦》中最典型的一个肝实火的人是王熙凤，她是女人中的男人，管理事务井井有条，事无巨细，事必躬亲，面面俱到，把下人们管得服服帖帖。作为一个管家，她的确需要这种性格，但作为一个"企业领导人"，她其实没必要做得这么仔细。所以，最后王熙凤被自己伤到了，血崩而死。

肝实火的女性不是崩就是漏——崩就是血突然来了，止都止不住；漏是月经走了以后滴滴答答不干净，有的人能持续一个月，直到下次经期都在出血。

3.肝实火的男人会异常勃起

有的男性肝实火表现为阴茎会异常勃起，《黄帝内经》中说这种人是"以酒为浆，以妄为常。醉以入房，以欲竭其精，以耗散其真"。肝气血旺盛以后，就会表现为阴茎勃起，所以很多人把酒当成"伟哥"，最终导致精血流失，其实是在缩短自己的寿命。

很多人把酒当成"伟哥"，最终导致精血流失，其实是在缩短自己的寿命。

肝实火的人会表现出阳强不倒，一次勃起就很长时间都不能消退，甚至会出现阴茎血肿和瘀血。这种邪火就需要用放血的方法调治——不是在勃起的地方放血，而是在肝经的位置放血。

肝实火的人会表现出阳强不倒，一次勃起就很长时间都不能消退，甚至会出现阴茎血肿和瘀血。

4. 肝实火的人会梦到森林、风、火，梦到自己在打、砸、抢或发怒

肝实火的人会梦到森林，梦到风，梦到火，梦到自己在打、砸、抢，在发怒。

人的很多修复功能是在晚上完成的。很多白天隐忍不发的人，可能在晚上做梦时爆发，其实第二天醒来他就会平衡了，这是一种身体的自我修复。

人的很多修复功能是在晚上完成的。很多白天隐忍不发的人，可能在晚上做梦时爆发，其实第二天醒来他就会平衡了，这是一种身体的自我修复。

人的心神会在晚上的重要时刻调整自己的身体，因此我们一定要给它留下足够的时间和空间，按时睡觉。**现在很多人晚上不睡觉，经常熬夜，最后伤的是神。**

5. 肝实火的人宜如何调治

肝实火在很大程度上是饮食不当导致的，比如一个人总吃辛辣的食物就容易导致肝实火（但如果想让肝气鼓

舞起来，就要多吃辛辣的食物）。

肝实火的人应该多吃点酸味食物，比如酸辣汤。想发汗，就多放点胡椒面，少放点醋；如果想睡着觉，就多放点醋，少放点胡椒面。

人们在冬天吃腊八蒜，也是为了平衡食物的功效。蒜是辣的，放点醋可以平衡一下，就不会刺激胃。所以，肝实火的人应该吃点收敛的食物。

肝实火的人到秋天会舒服点，因为他的肝气本来很嚣张，但秋天的气是杀伐之气，再加上各种水果都成熟了，水果都偏酸、偏寒，吃点水果对肝实火的人有好处。

肝实火的人最忌讳喝酒，因为酒最能鼓舞肝气、肝血，让人燥热。古人一般喝的是度数比较低，比较柔和的黄酒。明代以后，人们掌握了蒸馏酒的技术，就开始喝烧酒了。酒精经过提纯，度数就高了，刺激性很大，所以，经常喝白酒的人，甚至对酒精有依赖的人，会出现厥阴风木。肝主风，一旦喝酒就会发抖，这就是木生火然后生风的一个表现。

肝实火的人一定要戒酒、戒辛辣，把肝经里的实火慢慢化掉，这是调治肝实火梦境最根本的办法。然后辅助吃一些酸寒、苦寒的食物，把肝里甚至影响心的火化掉，取得平衡。

肝实火在很大程度上是饮食不当所导致的。

肝实火的人最忌讳喝酒，因为酒最能鼓舞肝气、肝血，让人燥热。

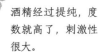

酒精经过提纯，度数就高了，刺激性很大。

063

三、肝实寒的人生理上有什么表现?
爱做什么梦?

肝实寒就是人的肝系统里有了不该有的、额外的、阴冷的、凝滞的东西。

1. 肝实寒的人总是委曲求全,
易得胆结石、脂肪肝、肝内血管瘤、
卵巢囊肿、乳腺增生

肝实寒也是一种实证,就是人的肝系统里有了不该有的、额外的、阴冷的、凝滞的东西。

肝实寒的人,总是把别人的感觉放在第一位,他宁可委屈自己,委曲求全。实际上,委曲求全,委屈的就是肝,硬生生咽下了这口气。但刚开始的时候硬咽下的这口气没有形状,它是能量,也是念头。时间长了以后,它就会无中生有——加上身体里其他废物开始变成小瘤子,比如肝内血管瘤、卵巢囊肿、乳腺增生等,最

肝实寒的人,总是把别人的感觉放在第一位,他宁可委屈自己,委曲求全。

后形成肝癌。

这种人一般做什么梦？梦见树，而且是湿的、朽的树。

有的人得了脂肪肝，应该怎么调治？请大家思考一下，用冷水洗碗和用热水洗碗，哪种去油腻的效果好？当然是热水。所以当人的身体出现阴寒的时候，脂肪就跟蛋白质结合并且沉积下来，变成了脂肪肝，甚至会出现凝固的颗粒，有的人还会出现肝内血管瘤。

肝主生殖，肝的经络在小肚子是潜行的，经过女性的卵巢，很多女性出现卵巢囊肿、乳腺增生等，来月经之前出现疼痛，都是肝里有瘀结造成的。

早期的肝实寒表现在胆结石上。胆是什么？胆能储存胆汁，当你吃一顿大餐，吃一顿油腻的东西时，储存的胆汁就能对付这些油腻的食物。胆汁有所积存的人更健康，可当这种积存过多的时候，往往会形成凝滞和沉淀，排不出来，或者本来就要排出，又憋回去了。

为什么会出现胆结石？胆结石往往是人忍气吞声的结果。比如你经常压抑自己的怒气，本想拍案而起，最后又咬着牙坐下去，其实就把胆汁旺盛时要分泌、排泄的这股劲儿顶回去了。

人在被激怒的时候会分泌胆汁，这时应该让它排出来，如果压回去就会形成恶性循环，开始只是憋了一口

> 肝实寒的人一般会梦见树，而且是湿的、朽的树。

> 肝主生殖，肝的经络在小肚子是潜行的，经过女性的卵巢，很多女性出现卵巢囊肿、乳腺增生等，来月经之前出现疼痛，都是肝里有瘀结造成的。

> 胆结石往往是人忍气吞声的结果。

气，最后就加上了有形的东西，形成胆结石。所以调治胆结石的患者，一定要问他的情绪变化过程，告诉他别总是跟人较劲。

平时一定要照顾好自己，别着凉，现在很多女性来月经时还喝冷饮，这是对自己不负责的表现。而且很多人一来月经脾气就有点儿大，这是肝气推动的缘故。女性在这种情况下，说的话、表露的情绪和情感，并不是真实的、理性的东西，而是受到生理的影响。

很多人有静脉曲张，一撩开腿，静脉跟蚯蚓似的，回流不畅。这是寒，而且是瘀血在肝。

卵巢出现囊肿，有一种囊肿叫巧克力囊肿。为什么叫巧克力囊肿呢？手术切开的瘀血就跟巧克力的颜色一样——经过卵巢的经络正好是肝经。恶化严重就会出现大的瘀血，也就是血管瘤。

2. 肝实寒的严重后果就是癌

良性的瘤不可怕，最可怕的是肝癌。

什么是癌症？癌症诱致细胞无限增生，不受人控制。所以做梦会梦见菌类、菜花一样的东西。肝癌的发病原因很复杂，但中医认为一定是人受到情绪和情感的伤害以后，才会长出这种不受控制的细胞。肝癌可恶在哪儿呢？可恶在一经发现就是晚期。

　　肝的实寒证恶化到最后就是现在常见的肝癌。肝癌最大的特点是痛不欲生，很多患者会要求安乐死。现在很多人得了肝癌以后会找中医调治，其实到了这种程度，中医也很难有更高明的办法。

　　扁鹊见蔡桓公的时候说了三次话，第一次他说："君有疾在腠理，不治将恐深。"记住他用字是"疾"，他不说君有病在腠里。第二次见面时说："君之病在肌肤，不治将益深。"第三次见面时说："君之病在肠胃，不治将益深。"最后一次见面时什么也没说，扁鹊"望桓侯而还走"——转身就走了。蔡桓公故"使人问之"，扁鹊说："在骨髓，司命之所属，无奈何也。"已经没法治了。

> 肝癌的发病原因很复杂，但中医认为一定是人受到情绪和情感的伤害以后，才会长出这种不受控制的细胞。

> 肝的实寒证恶化到最后就是现在常见的肝癌。

3. 肝实寒的人会梦到朽了的树，梦见树上长蘑菇，长苔藓，甚至家里的桌椅板凳开始发霉

　　肝实寒之人的梦境，大家可以想想，有了不该有的东西，而且是阴寒的，这样的人会做什么梦？通常是梦

到树，而且是朽了的树。

为什么不是枯树呢？"枯"和"朽"有什么区别？"枯"是没水分，干了；"朽"是被腐蚀了，烂掉了。所以肝实寒的人做的梦很有意思，梦见树上长蘑菇，长苔藓，甚至梦见自己家的桌椅板凳开始发霉，还有的人会梦见自己趴在树底下起不来。

梦见自己家的房子空了是虚证，梦见别人搬进来住了是实证。比如我调治的一个最有意思的老太太，她在得病之前反复做一个梦——自己家的两居室搬进来人了，赶也赶不走，每次都做同样的梦，最后老太太去医院检查出了卵巢癌。她找到我说："徐大夫，我做的梦和你说的一模一样，你一定要把梦中搬到我家里的人赶走。"后来她做了手术，手术之后不排气、不大便，小肚子肿得跟硬块一样。我给她扎针、服药，后来排气了，大便也通了。

还有的肝实寒之人会梦见掉进厕所里。当医生给他用一些热性的、宣散的或者解毒的药物，把肝里实寒的东西化解以后，患者就会梦见厕所慢慢变干净了，朽木逢春了，树慢慢变绿了，长毛的东西慢慢消掉了。

所以，当人梦见朽木，梦见霉菌、苔藓、蘑菇等，或者梦见家里的木制品出现了肮脏的东西，就要提醒自己的肝胆系统有问题，及时去调治。

旁注（左栏）：

肝实寒的人会梦见树上长蘑菇，长苔藓，甚至梦见自己家的桌椅板凳开始发霉，还有的人会梦见自己趴在树底下起不来。

梦见自己家的房子空了是虚证，梦见别人搬进来住了是实证。

当人梦见朽木，梦见霉菌、苔藓、蘑菇等，或者梦见家里的木制品出现了肮脏的东西，就要提醒自己的肝胆系统有问题，及时去调治。

4.肝实寒的人宜如何调治

如何调治肝实寒呢？我们说："实则泻之，虚则补之。"肝是不对外开放的，但有胆作为它的排泄渠道。因此我建议，人不要轻易做胆囊切除手术，因为肝分泌的一些毒素或者不需要的东西，需要通过胆排出。我们经常说的"李代桃僵，舍车保帅"就是这个道理。胆充当排泄渠道的作用，如果没有这个渠道，治肝实寒就很难。

比如当女性还有月经的时候，肝胆系统的病好调治；当女性闭经或者绝经以后就不好治了。很多人提前闭经，然后就浑身闹出病，为什么？就是因为排泄渠道没了。

调治肝实寒证的基本原则是给邪气以出路，男性从胆出，女性从月经出。很多人长了良性肿瘤以后去做手术，结果发现"野火烧不尽，春风吹又生"。一个纤维瘤倒下去，千百个纤维瘤又长出来，这就是治标不治本。治本是把肝胆里面的实寒去掉，中医有放血疗法，特别是针对在肝经上发现的静脉曲张，把它挑破或者针刺，然后挤出黑血。

有时中医还会在百会穴采用放血疗法，百会穴是很多经脉、气血、神明汇聚的地方，也是肝经从脚部开始

人不要轻易做胆囊切除手术，因为肝分泌的一些毒素或者不需要的东西，需要通过胆排出。

调治肝实寒证的基本原则是给邪气以出路，男性从胆出，女性从月经出。

百会穴是很多经脉、气血、神明汇聚的地方，也是肝经从脚部开始蔓延最后到达的位置。

蔓延最后到达的位置。

除了放血疗法，中医还有放气疗法。我的很多患者被我针刺以后，会感觉到身体沿着针往外冒凉气。

通过放气疗法，女性卵巢里的囊肿、子宫里的肌瘤会慢慢变小。有的科学家认为世界上没有物质，只有能量，所有的物质都是能量的聚集，把它散开之后就变成了一口气。所以，给这些肝实寒的人调治后，他们就开始打嗝、放屁。其实最早郁在体内的就是一口气，而放

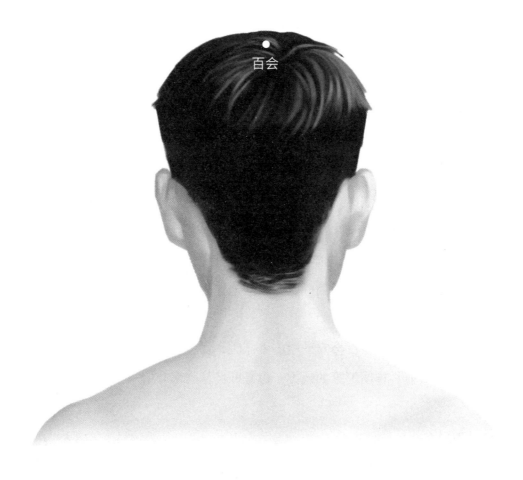

百会

屁就是把有形的物质变成无形的气排了出来。

我曾经调治过一位40多岁比较瘦弱的女性，每次我给她扎完针以后，她都有两个表现，一个是打嗝，另一个是吐很多黏痰。而所有的化验、检测指标都显示她在好转，为什么呢？因为她体内凝结的淋巴肿块、结节最后变成痰涎和无形的气排出去了。

肝实寒证是这四大类型里最难治的一种病症，如果想把肝实寒中的瘀血、痰核化掉，患者平时就要注意多吃一些辛而芳香的食物。这种食物比辛辣食物的刺激小点，但也能触动人，因为辛和芳香给人一种宣散的感觉，酸涩则是收敛的感觉。另外，还可以用一些活血化瘀的药，比如土元、全蝎等。很多患者看到这些药名就不想吃，但这些药活血化瘀的效果特别好。我们经常说"以毒攻毒"，人的体内有阴寒、恶毒的东西，中医用阴寒、恶毒的药物跟它对抗，能起到很好的疗效。

有人认为药物的天性就是毒性大，但最早的"毒"不是现在人们理解的意思。什么是"毒"？形容一个人的眼很毒，什么意思？是说他认人很准；还有人说一个人的手很毒，一点穴，就跟鹰爪似的点进去了。所以，最早"毒"的意思是凝聚，好钢用在刀刃上，当你把心神、力量集中到一点的时候，就叫毒。《黄帝内经》中说有的人"抓苦手毒"，这种人适合给人做按摩、点穴。

最早郁在体内的就是一口气，而放屁就是把有形的物质变成无形的气排了出来。

肝实寒证是这四大类型里最难治的一种病症。

人的体内有阴寒、恶毒的东西，中医用阴寒、恶毒的药物跟它对抗，能起到很好的疗效。

最早"毒"的意思是凝聚，好钢用在刀刃上，当你把心神、力量集中到一点的时候，就叫毒。

毒是凝聚，这些东西凝聚到一定程度就有形了，就会长出不该长的东西。比如"癌"字的"嵒"，是"岩"的异体字，意思是一个人身上长了累累的、坚硬的、如石头一样的东西，这都是毒。什么叫"解毒"？就是把那些凝结在一起的东西慢慢抽丝剥茧地化解、稀释。

以毒攻毒的办法要在医生的指导下使用，比如肝癌、肝硬化的人到后期特别痛苦的时候，中医可以使用一种办法止痛。有种药叫白蒺藜，蒺藜是古代一种带刺的障碍物，三爪着地，一爪朝上，能有效阻止敌军前进。有种植物的形状很像蒺藜，小种子上有很多刺，但这种身上带刺的植物可以帮助患者疏发肝气。中医一般是把白蒺藜磨成粉面，和点醋，贴在患者疼痛的部位，这样就能非常有效地缓解疼痛。

中医一般是把白蒺藜磨成粉面，和点醋，贴在患者疼痛的部位，这样就能非常有效地缓解疼痛。

四、肝虚寒的人生理上有什么表现？
爱做什么梦？

1. 肝虚寒的人该直的时候直不起，
该担事的时候不担，胆子小，
容易闪腰、膝盖疼

虚寒和实寒有什么区别？实寒是有了不该有的东西，虚寒是该有的东西没有。该你往前冲、出头露面、承担的时候你却溜肩膀、往后缩，当缩头乌龟，这就是肝气虚（虚寒）的表现（整天寻衅滋事的人是肝实火证），这种见了事就躲、往后跑的人是肝气虚（虚寒）证，属于阳气不足。阳气不足的人，该你直的时候你直不起，该你担事的时候你不担。

男性肝气虚的第一大症状就是阳痿，即中医说的宗

実寒是有了不该有的东西，虚寒是该有的东西没有。

阳气不足的人，该你直的时候你直不起，该你担事的时候你不担。

筋出了问题，其实是肝气推动不了足够的血到达宗筋。还有的人症状表现为筋软，筋也叫肌腱或者筋膜，有固定骨骼的作用，很多人稍微活动一下就会闪腰，或者膝盖疼，或者感到哪儿都疼，这不是骨头出了问题，而是筋出了问题。有的小孩脖子直不起来，就像人们经常说的"筋疲力尽"，弹性没了。这些都是肝虚寒的表现。

人们常说肝胆相照，而肝气虚的人胆子也小。我们经常说这个人胆大、胆小，说的就是人肝胆的气血足不足。胆小的人喝了几口酒以后，肝的气血一下就全上来了，胆子就大了，所以很多人酒后就犯事。

另外，肝虚、胆小的人还有一个表现，就是优柔寡断，没主见。肝虚寒的人还表现为忍气吞声，碰到事就躲，躲不了就忍，忍的功夫天下第一。平时总是唉声叹气（他叹了气舒服），自己发觉不了，但别人跟他在一起时就会感觉到。其实，所谓忍就是很多该发出去的气没发出去，在体内藏着、憋着，这是郁怒，压抑着自己的怒气，表现为总是叹气。

肝虚寒的女性的月经问题表现为该来时不来，这些人一般初潮（第一次来月经）都比较晚，而且月经来了以后不规律，两三个月甚至半年才来一次，因为肝虚寒，该它发力起作用的时候不给力。

中医讲究肝胆相照，为什么我不主张人们轻易地切

很多人稍微活动一下，就闪了腰，或者膝盖疼，或者感到哪儿都疼，这不是骨头出了问题，而是筋出了问题。

肝虚、胆小的人还有一个表现就是优柔寡断，没主见。

肝虚寒的女性的月经问题表现为该来时不来。

胆？因为胆本身有替肝受邪、受过的作用，另外，胆还有主决断的功能。很多人优柔寡断、犹豫不决，做事拿不定主意，拿定主意以后又后悔，什么原因？就是因为肝胆气不足了。有一个笑话，一头驴看见两堆草，站在那里一直在想是吃这堆还是吃那堆，由于它拿不定主意，最后饿死了。其实，很多人都会出现这个问题——胆小怕事、优柔寡断。

2.肝虚寒与肝实寒有何区别

相反，如果一个人的肝胆总是有邪火，表现为什么？刚愎自用，做事武断，好给别人拿主意，好给别人当家。也不管别人同意不同意、请没请他，他就是要满足一下自己的控制欲和指挥欲。孔子说："己所不欲，勿施于人。"这种人是"己所欲，要施于人"，比如我觉得猪肉好吃，所以你们都要吃猪肉。很多失职的父母也是这样，他们认为好的东西，就要强行灌输给孩子。

总之，肝实火的人表现出来就是好拿主意、好决断。即使干了很多坏事，也不后悔，也不内疚，还会觉得是他人活该，自己是对的，是别人执行错了。这种人发展到病态是什么？就是喜欢赌博，因为赌博是一种拿主意的绝佳方式，即使是摇老虎机，也是一种拿主意的

> 很多人优柔寡断、犹豫不决，做事拿不定主意，拿定主意以后又后悔，就是因为肝胆气不足了。

> 如果一个人的肝胆总是有邪火，表现为刚愎自用，做事武断，好给别人拿主意，好给别人当家。

> 很多失职的父母认为好的东西，就要强行灌输给孩子。

方式。有的人就享受这个过程，最后赌博成瘾。

肝虚寒的人就是"面瓜"。特别是喝点酒以后，跟喝酒前判若两人。有句话叫酒壮怂人胆，酒是鼓舞、生发肝胆之气的。肝虚寒之人平时害羞，自闭，不爱说话，一说话就脸红——喝完酒以后完全就变了，变得滔滔不绝，见了谁都握手，跟谁都点头，可能还跳到桌子上唱、跳，甚至会打架斗殴。但酒醒后，他又会痛苦、自责、内疚，觉得这不是他干的事，是借助外力干的。

我碰到过很多肝虚寒的人，他们在洗热水澡、泡脚、身体被人按摩以后，会打一个嗝，就是因为体内郁了很多气，给排了出来。

其实，只要用一些温热的、补肝气的药慢慢对肝虚寒的人进行调养，把他们体内的浊气都排完，最终他的体内就能达到一种平衡。

有一年世界杯，著名球星齐达内被对方球员用恶毒的言语攻击，其实当时他有两个选择，一是选择忍气吞声接着踢，争取冠军，就能获得意上的满足，然后去欢呼、开香槟庆祝。但他心里高兴吗？因为被对方球员用言语攻击这件事根本就没过去，所以他选择了另一种做法——用头把咒骂自己的对方球员撞倒，导致被

肝虚寒的人就是"面瓜"。特别是喝点酒以后，跟喝酒前判若两人。

只要用一些温热的、补肝气的药慢慢对肝虚寒的人进行调养，把他们体内的浊气都排完，最终就能达到一种平衡。

红牌罚下。虽然这种选择会让自己失意，但他的那口气出了。

所以，我们要分场合、地点决定是要满足自己的意还是心，然后自己进行取舍。

在工作、生活中，很多人会纠结到底要不要跟上司翻脸，应不应该跟老婆吵架……其实，**人郁到一定程度就应该吵，发泄出来就好。很多人郁了一辈子，最后把自己憋出了毛病。**

请大家记住，肝实寒就是从肝虚寒发展而来的。

3. 肝虚寒的人会梦到在树林里迷路，或者梦见草，而不是树，或者梦见荒漠

肝虚寒的人会经常梦到在树林里迷路，怎么走都走不出来——其实就是那稀稀拉拉的几棵树。

还有的人梦见草，而不是树，甚至梦见总是有人砍他们家的树。

有的人干脆梦见荒漠，在五行中，木克土，梦里没有树，只好裸露出土皮、沙漠。

4.肝虚寒的人宜如何调治

调治肝虚，要鼓舞患者把压抑的怒气疏泄出来，然后服用一些疏肝理气的药，比如同仁堂的舒肝丸。

肝虚寒的人应该多吃什么来平衡肝气呢？应该吃一些辛辣、辛温、辛热的东西，少吃一些寒性、酸性、收敛的东西。这样，他的人格、情绪都会得到一种平衡。

肝虚寒的人应该吃一些辛辣、辛温、辛热的东西，少吃一些寒性、酸性、收敛的东西。

五、肝虚火的人生理上有什么表现?
爱做什么梦?

1. 治实证要用泻法，治虚证要用补法

前面说过，肝实寒是从肝虚寒发展而来的。等肝的实火烧完了以后，也把自己的精血都烧干了，第四种病症就出现了——肝虚火。

举个例子，当你烧一锅水，加了太多柴的时候，水烧得太开，这叫实火。碰上这种情况应该怎么办呢？有两个选择，一个是釜底抽薪，把柴火去掉；另一个是往锅里加水。实证就要采用釜底抽薪的方法。

一言以蔽之，**治实证要用泻法**（釜底抽薪），**治虚证要用补益的方法**（"补"是堵漏洞，"益"是往锅里加东西）。

肝实寒是从肝虚寒发展而来的。等肝的实火烧完了以后，也把自己的精血都烧干了，第四种病症就出现了——肝虚火。

治实证要用泻法，治虚证要用补益的方法。

2. 肝虚火的人眼睛干涩、视力减退、目眩、眼前总是有小黑点飞来飞去，筋没有弹性

肝虚火之人的表现症状首先是缺乏液体，就是干燥，最明显的症状就是眼睛干涩、视力减退。现在很多人熬夜玩游戏、写稿子，最容易导致眼睛干涩。还有的人表现为目眩，眼前发黑，眼前总是有小黑点飞来飞去，这就是西医说的玻璃体浑浊，中医认为这是肝的精血不足。

肝虚火的人还有一种表现，就是津液不足，无法润养筋，导致筋没有弹性，变得干瘪、枯燥。比如有的人扭、揉脖子时会发出咯噔咯噔的响声，就是因为颈部条索化、纤维化，失去了滋润的感觉。

3. 肝虚火的人性冲动频繁，但坚持不了多久

肝虚火的人还会性冲动频繁，但坚持不了多久——阳强不倒，甚至挺到瘀血，频繁地有性冲动，但真正干不了事，这是假热的表现。

《红楼梦》本身就是甄士隐做的一个大梦，里面又

肝虚火之人的表现症状首先是缺乏液体，就是干燥，最明显的症状就是眼睛干涩、视力减退。

肝虚火的人还有一种表现，就是津液不足。

肝虚火的人还会性冲动频繁，但坚持不了多久。

贯穿了很多小梦。其中一个比较有名的梦是贾瑞的梦，贾瑞暗恋王熙凤，为什么人们说王熙凤有点儿恶毒？因为她害人害己，她约贾瑞见面，其实是为了戏弄他，冻了他一宿，然后又泼屎泼尿羞辱他。贾瑞临死前碰到一个道士，道士对他说："我给你一面镜子，你看着镜子吓唬自己一下，就不会有性命之忧了。"这面镜子就是"风月宝鉴"，两面皆可照人。贾瑞收了镜子后，看到正面是凤姐在里面叫他进去云雨，再看背面，竟然是一个骷髅。最重要的是，贾瑞忍不住一再看正面，导致精尽人亡（相当于锅里的水快烧干了，或者油灯将枯之前，灯火的苗再跳几下，类似于回光返照）。

《黄帝内经·金匮要略》中有"虚劳病篇"，里面讲到这些虚劳病就是流失了太多精血所致。"夫失精家，少腹弦急。"什么叫少腹弦急？"少腹"，在小肚子两侧，相当于女性卵巢的位置，经过的经络就是我们的肝经。"弦急"，这条肝经如果总是绷得特别紧，不放松，这就是一种热象，是一种亢奋的局面。"目眩发落"，眼前发黑（特别是突然起身的时候）、大把掉发。男子"脉极虚芤迟"，摸他的脉就像摸葱管，里面都是空气，本来我们的脉里面应该有血，但精血流失后就充满空气。中医把这种情况称为"男子失精，女子梦交"。这时就需要补益肝里的阴血，把虚火压下去，让这些症状缓解一下。

为什么人们说王熙凤有点儿恶毒？因为她害人害己。

《黄帝内经·金匮要略》中有"虚劳病篇"，里面讲到这些虚劳病就是流失了太多精血所致。

4. 肝虚火的人会梦见枯木，
梦见被火燎过的地方，
梦见锅里的水烧干了，"梦与鬼交"

本来我们的脉里面应该有血，但精血流失后就充满了空气。中医把这种情况称为"男子失精，女子梦交"。

肝虚火的人会梦见枯木，"枯"是树里没了水分。

这种人还会梦到满眼望去都是被火燎过的地方，或者锅里的水烧干了，有一个典型的梦境是梦到自己在日式铁板烧上跳来跳去。

肝虚火的人会梦见枯木，"枯"是树里没了水分。

其实这种人会出现五心烦热的症状，到了晚上，手心、脚心就很烫，他就忍不住地摸墙，因为墙上比较凉，这也是一种虚火。

还有的人会做性梦，男的梦见女的，女的梦见男的，然后云雨一番，女性会流出一些白带或者津液，男性会有遗精，中医称之为"梦与鬼交"。

5. 肝虚火的人宜如何调治

肝虚火的人会出现五心烦热的症状，到了晚上，手心、脚心很烫，他就忍不住摸墙，因为墙上比较凉，这也是一种虚火。

一个人如果有正常的性行为，是有阴阳互补、平衡的功能。如果男性遗精之后欲火还下不去，完事以后总是想来，时间久了就形成一种瘾或者魔。很多青少年为什么有严重的手淫和遗精的问题，就是这个道理。

调治肝虚火这种病症，可以用一些阴柔的、补益肝血的药物，这就是往锅里加水的原理，这样做可以平衡肝虚火之人的心火。一般用什么药呢？有阿胶、龟板胶、黄檗、生地黄等。中医有句话叫"虚则补其母，实则泻其子"，如果肝虚成这样，就得补它的"妈妈"——肾，龟板胶就能起到补肾的作用。生地黄更不用说了，是一种苦寒的药材，六味地黄丸可以补肾，它的主要成分就是生地黄（生地）。

在饮食方面，可以吃一些蹄筋滋补肝血。如果想让自己的阳气特别旺，可以吃鹿蹄筋；如果不想让自己的阳气太旺，又想滋补阴血，吃猪蹄筋、牛蹄筋都行（蹄筋相当于人的跟腱，古代有人说废人武功，就是把跟腱大筋一挑，人就发不了力，因为力由足起）。还可以炖点甲鱼汤喝，中药里有鳖甲对应龟板，可以滋润阴液。

有的人晚上容易睡不着觉，睡着了还梦到被人放在火上烤，要么铁板烧，要么烤全羊，都是火烧火燎的感觉，导致人睡不着，还容易早醒。中药有一个方子专门治疗这种肝虚热导致的失眠，里面用到了酸枣仁。实际上，酸枣仁的味道并不酸——酸枣是酸的，但它的仁不酸，有非常好的滋补肝血的作用。这个方子还用到了一味药——知母，它的收敛效果比较好，与酸枣仁合起来的方子就叫酸枣仁汤。另外，方子还用到了川芎和茯

中医有句话叫"虚则补其母，实则泻其子"，如果肝虚成这样，就得补它的"妈妈"——肾。

在饮食方面，可以吃一些蹄筋滋补肝血。

还可以炖点甲鱼汤喝，中药里有鳖甲对应龟板，可以滋润阴液。

神，茯神是松树上寄生的一种菌类，里面带着一小节松树的木头，经常用来调治失眠、多梦。北京出产一种滋补性传统名点叫茯苓饼，如果家里的老人睡不好觉，可以吃点茯苓饼。

另外，有的人经常会做一些梦，梦见已经故去的人，醒来以后突然意识到那个人已经不在了——"我怎么刚才还跟他说话"。做这种梦的人就要注意了，这说明身体里肝虚寒已经发展到比较严重的地步了，需要赶紧找中医检查和治疗。

酸枣仁的味道并不酸—酸枣是酸的，但它的仁不酸，有非常好的滋补肝血作用。

如果家里的老人睡不好觉，可以吃点茯苓饼。

第三章

心、心包不好的人会得什么病？
爱做什么梦？

在中医看来，人体有两个系统跟火对应，一个是心，一个是心包。如果人们的心脏出现问题，或者精神、情感出现问题，就会表现出一系列状况，连带着小肠、三焦、咽喉也出现问题。

与心对应的情绪是高兴，当人的心气不足时，会出现抑郁和歉疚的感觉。

与心对应的颜色是红，我经常问大家："你的梦是黑白的还是彩色的？"很多人意识不到，但有的人会明确地告诉你："我梦见的都是血红的颜色。"当人出现这种梦时，我们就要跟中医的五行理论、心和心包联系起来，可能他的心或心包存在问题。

俗话说："心有千千结。"这是有物质基础的，跟中医的脏腑经络理论有关。

一、心、心包应该如何养

1. 梦见飞，与心有关

《庄子》里面有篇著名的故事是《庄周梦蝶》："昔者庄周梦为胡蝶，栩栩然胡蝶也。自喻适志与，不知周也。俄然觉，则蘧蘧然周也。不知周之梦为胡蝶与，胡蝶之梦为周与？周与胡蝶，则必有分矣。此之谓物化。"

这个故事有点儿绕，说的是庄子梦见自己变成了一只蝴蝶，醒来以后说："现在的我是蝴蝶做的一个梦，还是我刚才梦见了一只蝴蝶？"

其实，梦见飞，与心有关。《黄帝内经》说："气在上，上实梦飞，下实梦坠。"气在下面的人会梦见自己往下掉。比如小孩子总是梦见自己往下掉，家长说："没事，这是在长个儿。"其实孩子做梦那会儿，是他的气在肾里，正在促进肾精的生化，是他在长个儿，所以家长没必要担心。

2. 与心对应的情绪是高兴，
与心对应的颜色是红

在中医看来，人体有两个系统跟火对应，一个是心，一个是心包。如果人们的心脏出现问题，或者精神、情感出现问题，就会表现出一系列状况，连带着小肠、三焦、咽喉也出现问题。

与心对应的情绪是高兴，当人的心气不足时，就会出现抑郁和欷歔的感觉。

与心对应的颜色是红，我经常问大家："你的梦是黑白的还是彩色的？"很多人意识不到，但有的人会明确地告诉你："我梦见的都是血红的颜色。"当人出现这种梦时，我们就要将中医的五行理论、心和心包联系起来，可能他的心或心包存在问题。

俗话说："心有千千结。"这是有物质基础的，跟中医的脏腑经络理论有关。

在中医看来，人体有两个系统跟火对应，一个是心，一个是心包。

与心对应的情绪是高兴，当人的心气不足时，就会出现抑郁和欷歔的感觉。

3. 心主喜，主情感，心包包括神经，是喜、怒、悲、恐的总管

心的作用主要有两种，一种作用是心包，负责血脉有形的运行，是情绪的主管。

心的作用主要有两种，一种作用是心包，负责血脉有形的运行，是情绪的主管。另外，**心主喜，肝主怒，脾主思，肺主悲，肾主恐——每个脏器对应一种情绪，但这些情绪的总管是谁？心包。**

心包包括神经。神经病和精神病是不一样的，神经病是情绪物质层面出了问题，比如有的人一见陌生人就会脸红、心跳、出汗、说话结巴、嗓子发干、总是咽唾沫……这是神经层面的问题。而精神病是入了心，心藏神，这就更深了，所以精神病也是心病，是病在心了。

心的另一种作用是主情感。

心的另一种作用是主情感，这就更高级了。俗话说：人活一口气，其实就活一个心气，我们说一个人"心气高"，说那个人"没心气"，说的就是这点。所以，心一旦停止工作，人也就完蛋了。一个正常的人是有心气，有心神，有情有感，有血有肉的。

4. 心藏神，但心不是神

心就像皇帝，神藏在里面。

《黄帝内经》中说："心者，君主之官，神明出焉。"心就像皇帝，神藏在里面。神"出来"，我们就有意识；

神"回去"以后，我们就睡觉了。但要记住，**心藏神，但心不是神**，神是另外一个东西。

正常情况下，我们的心是热的、温暖的、流动的，神待在里面很舒服。如果心出了问题，神就会出问题，这时神得不到保护，就暴露出来了。

神暴露出来以后，人的心就容易受到伤害，出现不安的心理，不安就是感到不安全，总是觉得害怕，想躲到一个角落藏起来。很多精神分裂症、抑郁症患者都有这种问题，总是想逃跑，却不知道去哪儿。人在感到不安全时，第一反应就是跑，这是动物的本能。所以抑郁症患者总想跑，离开这里，离开家，离开这个城市，却不知道去哪儿。

一看这种心里不安的患者，就知道他的心伤了，心"裂开"了，神暴露在外了，所以他觉得害怕。

心不是神，心只不过为神提供了一个住宿的房间。神就像是一个客人，它到你家里来住了，你如果能提供一个安全、安静、温暖的场所，它就会在你家多住几天，你也就能多活几年，这就叫安神。相反，如果神待得不舒服，它先是不高兴，然后会很累，最后甚至离开，神离开后，人也就完了。

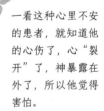

正常情况下，我们的心是热的、温暖的、流动的，神待在里面很舒服。如果心出了问题，神就会出问题，这时神得不到保护，就暴露出来了。

一看这种心里不安的患者，就知道他的心伤了，心"裂开"了，神暴露在外了，所以他觉得害怕。

5. 真正伤你心的人
正是你对他不设防的人

什么样的事能让人的心"裂开"呢? 往往是感情的伤害。

什么样的事能让人的心"裂开"呢? 往往是感情的伤害。爱一个人却得不到, 或者失去一个人, 或者你信任一个人, 但是那个人背叛你了, 这就是我们说的伤心, 然后伤神。所以我说跟同事、跟敌人打交道或处关系, 情感放在哪个层面? 应该放在意识层面, 放在理性层面, 就算明天要争个你死我活, 也不妨碍我们今天坐下来聊天、谈判, 我绝对不会在谈判桌上跟你发火, 这样保持距离的接触是最安全的。

真正伤你心的人谁? 恰恰是你的亲人, 是你对他不设防的那个人。

一旦一个人影响到你的情绪, 甚至让你动了感情, 就说明你动心了, 动心以后, 人就很容易门户大开, 被伤到。所以, 真正伤你心的人谁? 是你的敌人吗? 是你的仇人吗? 恰恰不是, 是你的亲人, 是你对他不设防的那个人, 是你对他动心、动感情的那个人伤你伤得最深。这是血的教训。

所以, 在工作中, 我们跟同事一定要很客气地保持距离, 这是最安全、最有效的为人之道。

我们跟同事一定要很客气地保持距离, 这是最安全、最有效的为人之道。

总之, 真正的伤心往往都不是来自敌人。因为你不会把一个你不信任的人, 或者不知道底细的人领到你们家的卧室去。你甚至都不会让这样的人进你的家, 有什么事在办公室说就行了，因为你要和对方保持一定的距离，让他离你远一些。

伤害你的人往往都是你开门迎进来的人，进来以后你才发现他是坏人。所以伤害你的情感或是伤你的心的都是你的亲人、朋友，就是跟你关系特别密切的人。

我们应该学会保护自己的心和神，不要轻易把心敞开，应该对谁都礼让三分。

我觉得人要活得轻松自在，还是应该有一定的距离。有个成语叫若即若离，意思是说好像我们在一起，又好像我们没有在一起，这种状态就是最好的。但是人就真的无法跟自己有血缘关系、情感关系的人保持距离，比如父母、孩子、配偶。

6. 容易令人伤心的关系有三种

容易令人伤心的关系主要有以下三种。

（1）子女被父母伤害

父母教育孩子一定要讲究方式方法，现在很多人抑郁不是因为失恋，也不是因为失败，而是因为童年时父母太严厉了。

我曾经治疗过两位法国的 60 多岁老太太，她们都是抑郁症患者。在沟通过程中，我发现她们都有个非常强悍的母亲，其中一个老太太是大使夫人，她现在见到母亲还会哆嗦。

所以，父母在教育孩子时一定要控制自己的情绪，避免把自己的恶劣情绪发泄到孩子身上，因为你说的每一句话对孩子的影响都特别大。

父母在教育孩子时一定要控制自己的情绪，避免把自己的恶劣情绪发泄到孩子身上。

(2) 父母被子女伤害

孩子的逆反对父母的伤害也特别大，容易让父母伤神。所以你首先要做到尊重孩子，"己所不欲，勿施于人"。不能你不喜欢什么，就不让孩子喜欢，要尊重孩子。

孩子的逆反对父母的伤害也特别大，容易让父母伤神。

(3) 恋人或夫妻之间互相伤害

恋人往往首先是让自己动心的人，而夫妻长期生活在一起，他们的神也是相通的，所以夫妻之间发生一点矛盾，就可能将对方伤得很深。

生活中，这三种关系最容易伤人，如果把这三种关系处理好，这辈子就不会有太大的问题。因为除了这三种关系，一般很少有人能伤你的神。

恋人往往首先是让自己动心的人，而夫妻长期生活在一起，他们的神也是相通的，所以夫妻之间发生一点矛盾，就可能将对方伤得很深。

7.做事聚精会神，不熬夜——如何保护神

神是受元气滋养的，元气通过任脉和督脉输送，只要这两条道路通畅，神就会住得好，生活得舒畅，也就会在你的体内多待下去，这就是养神。

什么是御神呢？就是合理、有效地用自己的神。其实，人在学习、思考的时候都在用神。

御神有以下两点要注意。

（1）要聚精会神

比如听课时要专注理解老师的意思，而不是人在这儿，神却不知道去哪里了。现在很多人的注意力不能集中，做着一件事情，却在想另一件事情，总是很浮躁的样子。有的人喜欢手里拿着书，嘴里嚼着口香糖，耳朵还听着音乐，一个神分到好几个地方去用，结果哪个都用不好。

我们做任何事情，如果想比别人做得好、做得成功，只有一个途径，就是专注。把自己的全部精力都放在这件事上，这样你花费的时间会更短，做出来的效果会更好。如果注意力很分散地做事，虽然时间花了，自己也累了，但效果并不好。

御神就是合理、有效地用自己的神。其实，人在学习、思考的时候都在用神。

现在很多人的注意力不能集中，做着一件事情，却在想另一件事情，总是很浮躁的样子。

我们做任何事情，如果想比别人做得好、做得成功，只有一个途径，就是专注。把自己的全部精力都放在这件事上，这样你花费的时间会更短，做出来的效果会更好。

（2）千万不要熬夜

伤人、伤神最严重的就是熬夜。国外监狱里审问犯人的时候，如果他不招供，最厉害的惩罚就是不让他睡觉，人三天不睡觉，神就乱了，也快疯了，就什么都说了。

现在很多人都是熬夜做事，这是最伤神的，因为神在白天工作，到晚上就要休息。

很多女性有产后抑郁症，一是因为生孩子损失了精；二是因为照顾孩子是件十分辛苦的事，隔几个小时就要给孩子喂奶、把尿，晚上几乎睡不了觉。

中医认为，子夜1点到3点是肝休养的时间，这时人应该处于沉睡状态，这样对神特别好。

> 现在很多人都是熬夜做事，这是最伤神的，因为神在白天工作，到晚上就要休息。

> 中医认为，子夜1点到3点是肝休养的时间，这时人应该处于沉睡状态，这样对神特别好。

8. 不轻易爱、恨或相信一个人——控制情绪，揉膻中穴

心既然藏着神，那么如何保护心呢？

（1）不要轻易动感情，不要轻易爱、恨或相信一个人

因为动感情就像我们的心开了一条缝，进来的是好人还好，如果进来的是坏人，就会伤你的心。

（2）佩玉

玉与人的神有相似之处，古人常说"以玉通神"。以前佩戴头饰时，会经常在前额的正中间位置配一块玉，还有的在胸前或是腰带上戴一块玉，或是在首饰上缠一块玉等，人们相信这些都可以护心、护神。

玉是被高能量的火压出来的石头，因此其含有的能量也非常高。

（3）控制情绪，按揉或敲打膻中穴

情绪是一种低层次的心理活动，不会像感情一样直接伤害神，但如果情绪变化太激烈，就会影响到心，所以我们要控制好自己的情绪。

心包是心脏外面保护心的膜（油脂），位置在胸腔正中，对应的穴位是膻中穴。

"膻"是羊肉的味道，其实就是血腥的味道，膻中即血气集中的地方。对男性来讲，膻中穴位于两乳头之间的正中；有的女性乳房偏下，可以按揉胸部正中第4、第5肋之间的位置。

所有不好的情绪都积累在膻中穴，我们要经常揉一揉这个穴位，这是保护自己心和神的好方法。

很多人积累坏情绪的时间长了以后，一碰膻中穴就

 玉是被高能量的火压出来的石头，因此其含有的能量也非常高。

 如果情绪变化太激烈，就会影响到心，所以我们要控制好自己的情绪。

 "膻"是羊肉的味道，其实就是血腥的味道，膻中即血气集中的地方。

疼。其实，越疼说明越有问题，越疼越要揉，如果你不把聚在这里的气揉开，以后就会影响心脏和心神。所以，**揉膻中穴就是保护心脏，必要时还可以捶打。**

心包的气在膻中穴集中以后，通过乳头出两肋间天池穴，沿着手臂内侧向下进入肘部，然后向下从小指末端出来，在手臂内侧循环一周。心包的功能是保护心脏，心脏里藏着神。也就是说，心脏是保护神的，心包又在外面保护心脏，加强了保护功能。

很多人积累坏情绪的时间长了以后，一碰膻中穴就疼。

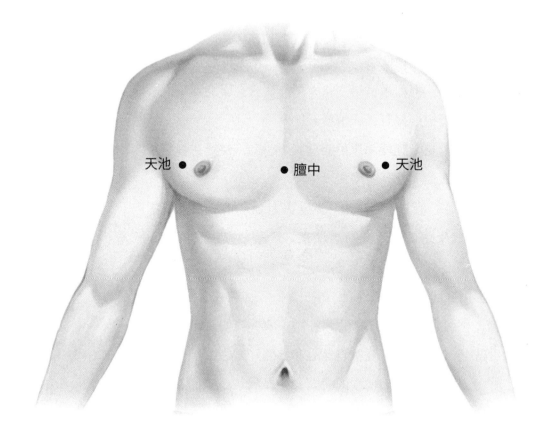

9. 最容易影响心脏的是热邪（外面热的邪气），另一个是情绪

　　最容易影响心脏的有两样东西，一样是热邪，即外面热的邪气；另一样是情绪。有的人生气后发脾气，但过后就没事了；而有的人生完气后要很长时间才能平静下来，这种情绪的剧烈变化会先影响心包，然后影响心脏，再严重就会影响到神。

　　如果一个人的心包功能好，就不容易发高烧，也不容易出血，情绪会很平稳。《黄帝内经》中说："膻中者，臣使之官，喜乐出焉。"就是说所有情绪都是从心包出来的，通过心包再影响其他脏腑。

　　心包对应的时间是晚上7点到9点，男女朋友约会一定要选这个时间，也就是黄昏，太阳刚刚下山的时候。为什么人们觉得这个时间特别有意思，特别浪漫呢？因为这是心包所主的时间，这时高兴的事就很容易打动人心，再说些甜言蜜语，约会就容易圆满。

最容易影响心脏的有两样东西，一样是热邪，即外面热的邪气；另一样是情绪。

心包对应的时间是晚上7点到9点，男女朋友约会一定要选这个时间，也就是黄昏，太阳刚刚下山的时候。

10. 保护心包，
要按揉天池穴、曲泽穴、内关穴

保护心包，一个重要的穴位是天池穴。

保护心包，第一个重要的穴位是天池穴。

对于女性，除了膻中穴以外，还有一个很重要的穴

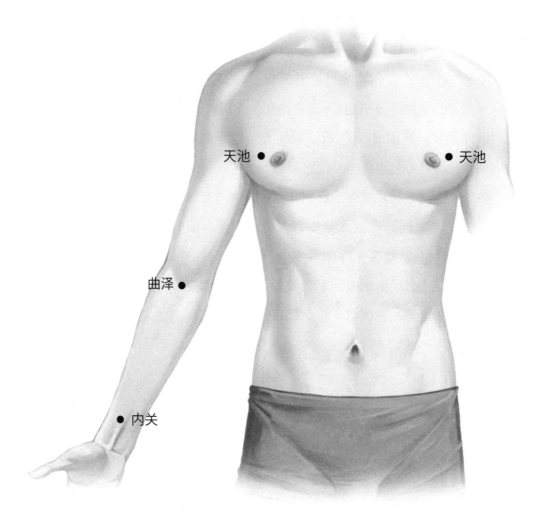

位就是天池穴——位于乳头的外上方，第4、第5肋之间。为什么说它重要呢？因为80%以上的乳腺癌都在这个位置发生。乳腺癌不是乳腺的问题，而是心包的问题，是因为不高兴的事在心包里积累的时间太长了，憋坏了，如果不高兴的情绪继续发展，就会影响到心。

很多女性生完小孩心情不好，就容易没有奶水，所以如果女性的乳头有了问题，一定要先找胃和心包。

人一定要有一个非常强的心包，否则很容易患病。

其实心包也会表现在脸皮上，如果一个人非常容易害羞，一见人就脸红，手心出汗，这个人的心包就弱。有社交恐惧症的人，通常心包会很弱，与心包强的人的性格完全相反。就像《世界上最伟大的推销员》里的主人公，最初从事入户推销工作，被泼过水，被放狗咬过，但从来没觉得被人侮辱过。

性格的基础是身体，身体不一样，性格就不一样，改变了身体，也改变了性格。这就是身与心的问题，两者是互相影响的。

保护心包，第二个重要的穴位是曲泽穴。

把胳膊弯起来以后，在肘关节靠近小拇指一侧的肌腱边上就是曲泽穴。很多人一不高兴手就开始冷，有的人甚至会冷到曲泽穴，这时从曲泽穴往下按摩，就能通气了。

乳腺癌不是乳腺的问题，而是心包的问题。

其实心包也会表现在脸皮上，如果一个人非常容易害羞，一见人就脸红，手心出汗，这个人的心包就弱。

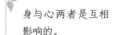
身与心两者是互相影响的。

轻度不高兴时，气容易闭在曲泽穴；重度不高兴时，气则会闭在天池穴或心包；严重生气时，人连脉都摸不到。

因为怀孕或吃东西不舒服而产生想呕吐的感觉，揉内关穴也可以止吐。

轻度不高兴时，气容易闭在曲泽穴；重度不高兴时，气则会闭在天池穴或心包；严重生气时，人连脉都摸不到。我们常说的"气性太大"，就是指人脾气不好、爱生气。

保护心包，第三个重要的穴位是内关穴。

内关穴在手臂内侧腕横纹以上两寸处。攥拳后手臂内侧出现两个肌腱，内关穴就在它们之间。这个穴位既可以治心，又可以治胃。比如有人晕车想吐，这时揉一下内关穴，就不想吐了。此外，因为怀孕或吃东西不舒服而产生想呕吐的感觉，揉内关穴也可以止吐。

有的人手冷是从曲泽穴开始，但大多数人是从内关穴开始的，这时就要先压一压内关穴，通过按摩把寒气压出去。

二、心实火的人生理上有什么表现？
爱做什么梦？

一个人的心出现病态，也分为四种情况：虚、实、寒、热。心实火、心实寒、心虚寒、心虚火，都是不正常的。正常人是有心气、有热度的。心实火的人表现在心包上是心率快，一般而言，小孩子的心率快，老年人的心率慢。对成人来说，心率高于80次/分钟就偏快了。人在感冒、发烧、喝酒的时候，心率也会加快。

1. 心实火的人易敏感，情绪化，
做事常处于焦虑中，癫狂，好大喜功

心包负责所有情绪，心实火的人易敏感、情绪化，因为一点小事就能兴奋半天，假如第二天有什么事，前

正常人是有心气、有热度的。

心实火的人表现在心包上是心率快。

心包负责所有情绪，心实火的人易敏感、情绪化。

一晚就兴奋得睡不着了。

心实火的人表现出来的另一个状态是虑。人们经常说："徐大夫，我有点儿忧虑。"我问："你忧还是虑呢？"《黄帝内经》说虑是"因思而远慕谓之虑"，意思是你急切地期待某件事发生，但还没发生，这种心急火燎的状态就是虑。比如，男孩子约会的时候等女朋友的状态就是虑。

心实火的人表现出来的另一个状态是虑。男孩子约会的时候等女朋友的状态就是虑。

忧是担心将来有坏事要发生，忧天崩地坠，杞人忧天。有的司机出车祸后肇事逃逸，然后整天过着非人的生活，就处于忧的状态——盼着事情快点结束，就能睡着了。

忧是担心将来有坏事要发生，忧天崩地坠，杞人忧天。

有的人会做恐怖的梦，其实恐和怖是不一样的。"恐"字上面是一个"巩"，底下是一个"心"。"巩"在古代是指用牛皮绳绑东西，牛皮绳浸过水干了后绑东西特别紧。

人们经常说"巩固"，什么是巩固？就是把东西扎紧。"恐"就是在心上捆绳子，有解不开的感觉。有的人说："我的心里一紧，一抽上来到嗓子眼。"还有心脏病患者发病时，有一种濒死感，觉得不行了，就要死了。心里像缠着绳子一样，就是恐。我遇到过一些患焦虑症的患者，就是这种状态，喘不上气，认为自己的呼吸系统有问题。

心里像缠着绳子一样，就是恐。

有一个人喘不上气后去查呼吸科，医生说他没事，他又去做了心电图，医生说他的心脏也没事。还有一个最典型的患者，半夜惊醒后喘不上气，觉得空气好像不流通，就随便一伸手拿到了闹钟，顺手冲着窗户扔过去，听见玻璃"咔嚓"响被砸碎，他就觉得一股新鲜空气进来了，好像喘上气了。

其实，他当时喘不上气不是因为没有空气，而是因为内心发紧。把东西砸了，把心上的这股"牛皮绳"解开，其实是心理调治，并不是空气的问题。这是焦虑症的典型表现。

有个相声《扔靴子》能让您更好地理解这句话：一个老头把楼上的房子租给了一个年轻人，年轻人回来得很晚，一上楼就脱靴子，"啪"的一声砸到地板上，接着第二只靴子也是如此，每天晚上老头听完这两声才能睡着。有一天，老头忍不住了，跟小伙子说让他的动静小点儿，小伙子说："对不起，大爷，我以后注意。"结果当天晚上，小伙子回来后又是这样，但他扔下一只靴子后突然想到"大爷跟我说了，让我动静小点儿"，于是赶紧把第二只靴子悄悄地放到地上。结果老头一晚上没睡觉，因为他在等第二只靴子落地的声音……老头急切地期待第二只靴子落下来的状态，就是虑。

现在很多人得的病都是焦虑症，就是像老头一样在

> 喘不上气不是因为没有空气，而是因为内心发紧。

> 把心上的这股"牛皮绳"解开，其实是心理调治，并不是空气的问题。这是焦虑症的典型表现。

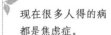
现在很多人得的病都是焦虑症。

等第二只靴子落地的声音。

道家讲求顺应天性，不要跟人攀比，现代社会竞争激烈，要更快、更高、更强，最后人就会得心实火症，发展到一定程度会出现一个症状——癫狂（癫是抑郁状态；狂是"登高而歌，弃衣而走，喜笑不休，夜不能寐"的状态）。一个人在很高的地方唱歌，裸奔，整宿不睡觉，但他不困，很兴奋。

从情绪上说，这些人表现为嬉笑不休；从情感上说，这些人表现为好大喜功，心气太足，看谁都可爱、乱爱，给谁都分点儿爱，不正常。

这些都是心实火的表现。

道家讲求顺应天性，不要跟人攀比。

心实火的人表现为好大喜功，心气太足，看谁都可爱、乱爱，给谁都分点儿爱，不正常。

2. 心实火的人会梦到着火，梦到自己飞起来，梦到血红的颜色

心实火的人通常会梦到着火，还会梦到自己飞起来。梦到的都是血红的颜色，有的人还会梦到血，梦到往太阳里面走，或者把太阳吞到肚子里。这些在古书里都有记载。

但是，心实火的人更多的表现往往是整宿睡不着，也没机会做梦。

心实火的人更多的表现往往是整宿睡不着，也没机会做梦。

3. 舌头特别红，动不动还会扁桃体肿大、发烧：心实火的人宜如何调治

心实火的人特别兴奋、狂躁，需要把心火泄一泄。这种人的舌头特别红，动不动还会扁桃体肿大、发烧，很多小孩子都出现过这个问题。

有的小孩子有多动症，白天挤眉弄眼，小动作特别多，注意力不集中，实在没人理他就啃指甲。这也是心火太旺的表现，跟饮食有关。

小孩子是纯阳之体，生长发育得特别快，小孩子的心率比成年人的快。

养小孩子要遵循"若要小儿安，三分饥与寒"的理念，别让他吃撑，别让他太热。有句话是"吃饱了撑的"，其实要分是吃什么撑的，如果吃粗茶淡饭撑的还不至于心火旺，而吃鸡肉的人就很容易心火旺。想吃鸡肉的人应该吃小鸡炖蘑菇，蘑菇长在阴冷、潮湿的地方，和鸡的热性可以平衡一下。现在的人都吃辣子鸡丁、麻辣鸡翅、烤鸡翅……这就是火上浇油，如果给纯阳之体的孩子吃这些，对孩子身心健康的影响非常大。而且现在有的鸡是被催熟的，吃下去更是有伤害。但是心气虚的人可以适当吃点儿鸡肉。心火特别旺，经常嗓子冒烟的人，就不要吃鸡肉，应该吃黄连。

心实火的人特别兴奋、狂躁，需要把心火泄一泄。

养小孩子要遵循"若要小儿安，三分饥与寒"的理念，别让他吃撑，别让他太热。

心火特别旺，经常嗓子冒烟的人，就不要吃鸡肉，应该吃黄连。

中医有句话叫"苦寒能泄心火"，调治这种症状，就要把心火泄掉。首先要少吃辣、咸的食物，多吃苦、寒的食物，比如莲子心、黄连、牛黄。黄连是最苦的，但黄连治这种病最有效。还有牛黄，其实就是牛的胆结石，另外蛇胆也可以调治这种病。中药里的苦寒药很多，治这种病的效果是最好的。

另一种办法是放血，一般在手指末端，把体内的一股热邪泻掉。十指连心，人在发高烧的时候情绪特别剧烈、奔放，这时就要给他泄心火。

首先要少吃辣、咸的食物，多吃苦、寒的食物。

十指连心，人在发高烧的时候情绪特别剧烈、奔放，这时就要给他泄心火。

三、心实寒的人生理上有什么表现？
　　爱做什么梦？

心实寒与心实火的人正好相反。

1. 心实寒的人内心阴寒、恶毒，
　　看什么都觉得没意思

　　心实寒的人往往从情感上表现出恨——心寒齿冷。寒了心的人看见什么都觉得没有意思，甚至觉得活着也没有意思，他们中的一些人心里只有两件事，一件是杀人，另一件是自杀。白天这个愿望达不成，所以会在晚上达成，他们会做出自杀或者是杀人的举动，以自杀居多。有的人划开自己的手臂动脉、静脉以后，看到血流出来就特别舒服……

心实寒的人往往从情感上表现出恨——心寒齿冷。

寒了心的人看见什么都觉得没有意思，甚至觉得活着也没有意思。

107

这些人会把内心的阴寒发泄到其他人身上，说话特别阴损、恶毒，他看不到光明面，只能看到阴暗、负面的东西。

我调治过一个老先生，他退休以后订的报纸杂志都是《讽刺与幽默》《杂文报》等，特别喜欢看讽刺、阴暗、负面的内容，说的话很伤人，也很损人。试想，你跟这种人待在一起，会觉得不舒服吗，因为总是会被他恶劣的、阴寒的、恶毒的情绪感染。

另外，心实寒的人会觉得心里面硌硬，北京话叫"膈应"。其实就是有又硬又冷的、不好的东西顶在心口窝的感觉。有句话叫癞蛤蟆爬在脚面上，杀不死你，硌硬死你，就是这意思。所以很多人梦见掉进厕所里，就是这种感觉。

2. 心实寒的人会梦到自己掉厕所里了，梦到杀人、自杀

心实寒的人通常会梦到自己掉厕所里了，脏得出不来，总是做这种肮脏的梦。有的人还表现为做梦磨牙，咬牙切齿磨得不行，或者梦到杀人、自杀。

这些患者经过治疗，身体内这种阴寒、负面的郁结

心实寒的人会把内心的阴寒发泄到其他人身上。

心实寒的人会觉得心里面硌硬，北京话叫"膈应"。其实就是有又硬又冷的、不好的东西顶在心口窝的感觉。

心实寒的人表现为做梦磨牙，咬牙切齿磨得不行。

散开以后，都会做了什么梦：梦见从嗓子眼抠出一只蜘蛛，或者梦见一堆蟑螂从嗓子里跑出来。有的人还会在梦中吓醒、哭醒，其实当出现这种梦的时候，说明病已经好了。

中医经常用到的一个调治心病的穴位叫巨阙穴，就在心口窝。

3. 心实寒的人宜如何调治

中医经常用到的一个调治心病的穴位叫巨阙穴，就在心口窝。所以很多人的心理问题、情感问题、心神问题会表现在心口窝处有一个大的郁结，在医院检查，查不出任何东西，但中医经过点穴就发现这个人寒心了，

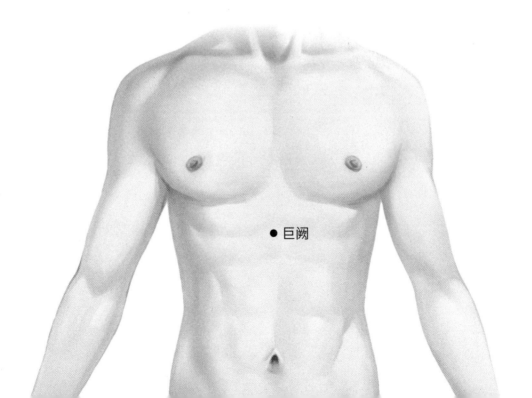
● 巨阙

心口窝拔凉拔凉的，还有一个硬结。

当把心口窝的硬结用针刺的方法扎开、揉开，或者服中药散开以后，你就发现这个人会平和很多，内心少了很多阴寒、恶毒、仇恨的情绪。

中医认为，心其华在面，开窍于咽喉。人在紧张、激动的时候会咽唾沫，觉得咽喉干燥。心里受了毒热以后，会出现扁桃体肿大。还有很多人觉得咽喉不舒服，嗓子里有东西，吐不出来也咽不下去，这是因为有梅核气。其实是他正好碰到一件事，上不去，下不来，左右为难。等到事情解决了，或者你把他心口窝的郁结散掉之后，梅核气就没了。

调治心的实寒证，最好的办法就是扎针放血。有的人问："你为什么不艾灸呢？"确实艾灸调治虚寒证也非常有效，但艾灸就像是拿火慢慢把冰烤化，而扎针则类似于拿冰锥把冰弄碎，哪个快？从效果上来说扎针更快。

中医认为，心其华在面，开窍于咽喉。

调治心的实寒证，最好的办法就是扎针放血。

四、心虚寒的人生理上有什么表现？
爱做什么梦？

心虚寒其实是心气或者阳不足。气和阳有什么区别？气指推动力，阳指温度。

1. 心虚寒的人爱无能、爱无力，
心有余而力不足

心虚寒的人白天提不起精神，容易悲天悯人。什么叫悲天悯人？看见路边有要饭的，他就难受，总得给人一两元钱才觉得舒坦；看见流浪的猫狗，他就觉得心里不舒服，没准还会掉几滴眼泪，其实他是在感受自己。这种状态叫什么呢？就是所谓悲天悯人的状态。

其实，有心气的人、健康的人会有爱心，看到别人痛苦自己也会觉得不舒服，也能伸出手来帮他一把。而那种心里阴寒、恶毒（心实寒）的人，看到别人痛苦他会高兴，见人有所失，若己有所得；看到别人丢东西，比自己捡到钱包还高兴。我们不能说这个人坏，只能说他有病。我始终相信，这个人的病好了，他就不会那么想了。

健康人会有爱心，但**心虚寒的人会出现一种爱无能、爱无力，心有余而力不足的状态，用一个字来概括就是"哀"。**

俗话说"哀莫大于心死"，哀就是欲爱而不能，欲爱而无力。但起码不会看见别人痛苦他就高兴，他是虚证，不是实证。

2. 怨和恨有什么区别

一个人哀到一定程度就会渴望被人爱："谁帮我一把，谁拉我一把？"我看到很多人求爱，不是说把自己的爱给别人，而是"求求你爱我吧，我挺好的"。

想要别人的爱又得不到，会产生一种什么呢？悲还谈不上，是怨——怨妇、怨偶。

怨和恨有什么区别？怨是虚证，渴望满足却没被满足，所以就抱怨；恨是实证。比如你把该给我的东西没给我，我怨你；你把该给我的东西给了别人，我就恨你。

3. 没意思——抑郁症的早期状态

正常人第一心肠要热，第二心肠要软。心阴寒（心虚寒）之人的心肠是冷的，这种人的恨会通过一种极端的方式表达出来，这是一种病态。

所以心气虚的人在白天就会哀怨，悲天悯人，觉得干什么事都没有意思。出去玩有意思吗？考试提职称有意思吗？吃饭有意思吗？最后就觉得活着都没意思，这叫哀莫大于心死。心死了，这就是抑郁症的早期状态——没意思。

有的人会在某一天突然觉得以前干的所有事都是瞎忙，没有意思。这是"危"，也是"机"——出现了一种病态，但也给你提供一个认识自己、改造自己、换个活法的机会。

4. 心虚寒的人舌头上没有血色，甚至有水湿、痰浊，心的脉特别弱，甚至无脉

心虚寒的人，舌头上没有血色，也不会乱颤，甚至有的人会有水湿、痰浊停滞、口吃。

心虚寒的人，心的脉特别弱，甚至会出现无脉症。很多人会好奇，无脉症不就是死了？其实不是的，无脉症是患者的心脏和主动脉弓的搏动发出的能量很难达到末梢。所以中医给这种人号脉，如号桡动脉、尺动脉，特别是寸口，会发现脉象很弱，甚至会摸不着脉，而且沿着心经捏一下，很多人是麻木的，没有感觉。

我调治过几个无脉症患者，都是号不着脉的。有的是做完心血管手术，有的是本身有心脏病，我用针刺的办法——以针引气，把气引到它该去的地方，恢复动脉搏动，恢复温度，这时人的心情就会改变。

心虚寒的人心的脉特别弱，甚至会出现无脉症。

无脉症是患者的心脏和主动脉弓的搏动发出的能量很难达到末梢。

5. 心虚寒的人会梦见流浪，梦见被遗弃，梦见陷到什么地方没人拉自己

心虚寒的人晚上会梦见自己被父母扔了，很多人岁

数很大了，还梦见母亲不要他了，然后就哭醒了。还会梦见流浪，梦见陷到什么地方没人拉自己。

抑郁症有一个特别明显的状态就是无助，总想伸手让人拉自己一把，但就是没人伸手。

6.心虚寒的人宜如何调治

（1）调治心虚寒的最好方法是"加火"，而且要持久地"加火"

治疗心虚寒——总是梦见哀怨、不满足的状态，最好的方法是什么？别忘了心是火，这时底下烧水的火不够了。怎么办？加火，而且长久地加火。

治疗心虚寒的方法是艾灸。尺侧腕屈肌与指浅屈肌之间下行有一个小动脉叫尺动脉（这里有搏动，一般大夫把手放这里，先烫自己，不烫患者），艾灸这里会有温暖的感觉。这种暖是慢慢渗透进去的，不像夏天的毒太阳，而像冬日的暖阳。灸着灸着，灸到一定程度以后，人就开始涕泪交流，不是哭，是泣——没有声音地流眼泪，或是嚷嚷，有的人是干号。被灸的人心里的委屈、不高兴、不满意，通过艾灸这种温暖的滋润就释放出来了，这就叫温暖人的心房。

另外，"灸"字上面是"久"，意思是它的效果不像扎针那么快，需要长久的时间，心平气和、平心静气地体会它的暖。

"灸"字上面是"久"，意思是它的效果不像扎针那么快，需要长久的时间，心平气和、平心静气地体会它的暖。

很多经络敏感的人一艾灸，会感觉有股气在走，这股气的循行路线就是心经。实际上，艾灸就是用艾燃烧起来后所产生的自然的、母爱般的、温性的、阳性的热量，缓慢地渗透到人的身体里，引起气的共振、共鸣，进而深入内心。

很多经络敏感的人一艾灸，会感觉有股气在走，这股气的循行路线就是心经。

如果你平时容易哀和怨，总是黯然神伤。灸哪里？肯定要灸带"神"的穴位，比如神阙穴、神门穴。当你觉得没有脉的时候，把它按一下，按它会有脉的搏动，看有没有跳？有跳说明心气还足，没跳的时候要灸一下。

对心气虚的人来说，第一补的就是血肉有情之品，吃点咸味食物也能补心。另外，还可以补心的"妈妈"——肝，吃点辛辣的食物。

对心气虚的人来说，第一补的就是血肉有情之品，吃点咸味食物也能补心。另外，还可以补心的"妈妈"——肝，吃点辛辣的食物。

（2）什么是"阙"？什么是"门当户对"？什么是"关"？

"阙"是什么意思？是门，比如"踏破贺兰山缺"。中国人给门命名也都有讲究。

"门"和"户"有什么区别？

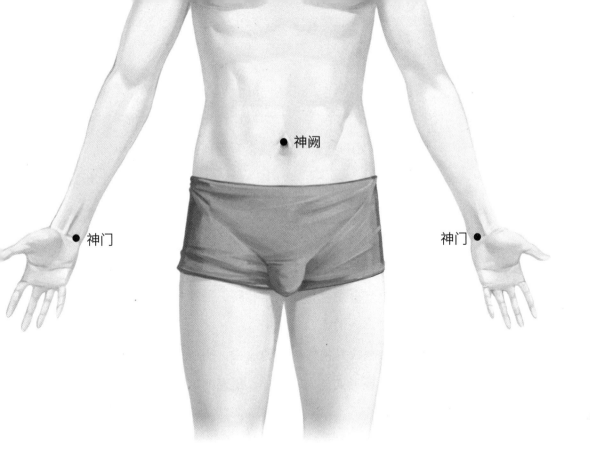

神阙

神门

神门

　　"门"的繁体字是"門"，一看就可以知道门是由两扇构成的，单扇的叫"户"。

　　什么叫"门当户对"？你家的房子大，两扇门；我们家是小门独户，只有一扇门，我们配不上你们家，还是找跟我们家一样只有单门的吧。

　　天安门城楼有五个门洞，中间那个最大的、供皇帝出入的叫阙，一般臣子都不能走，只能走侧门。

　　另外，古人还把两山中间的缺口叫"阙"，一般在阙的地方垒座城墙把它封起来，这座城墙就叫"关"。

天安门城楼有五个门洞，中间那个最大的、供皇帝出入的叫"阙"。

如果去洛阳龙门石窟，就会看到那儿有条河叫伊河，山上刻了两个字——"伊阙"，意思是伊河在那儿冲出了一个缺口。

人体的经络中，有两个带"阙"字的穴位，一个叫神阙穴，另一个叫巨阙穴，位置都在人体前面的正中线——任脉上。神阙穴是肚脐，巨阙穴是心口窝，都是供心神出入的大门。

神阙穴是神气出入的地方，所以要想把人的心神召回来，或者安抚人的心神，最好的方法就是找到通往心神的口。

虚寒证怎么治？中医告诉你，艾灸神阙穴。

还有一个穴位叫神门穴。为什么有的人会黯然神伤？因为是人该得到的东西没有得到。还有的人是不珍惜自己，不保护自己的心神，总是在奉献，最后就被外面伤着了。

神在哪里藏着呢？既然找着神门了，那就登堂入室去找这个神。

还有两个穴位叫神封穴、神藏穴。神封穴在肾经上，两个乳头正中间的是膻中穴，膻中穴旁边就是神封穴，再往上一个肋骨是灵墟穴，再往上是神藏穴。

古人为什么要戴玉？玉能通神，玉能护神，所以贾宝玉的通灵宝玉就戴在神封穴、神藏穴这里。

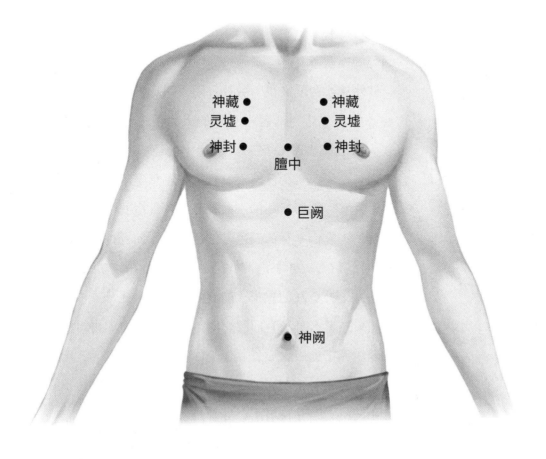

神藏 ●　　　　● 神藏
灵墟 ●　　　　● 灵墟
神封 ●　　● 　● 神封
　　　　膻中

● 巨阙

● 神阙

（3）补心气的药有哪些？

现在，很多人认为热是没什么区别的，认为点燃艾草和点根烟、红外线照射、靠在炉子边烤都差不多。其实，热是不一样的，研究得细一点儿，你就知道它们的波长、波幅、振动频率都不一样，所以给人的感觉也不一样。有的火你感觉它很尖，很刺，比如在大冬天你开着电暖器，它跟水暖就不一样；你拿砂锅炖的肉，和拿

热是不一样的，它们的波长、波幅、振动频率都不一样，所以给人的感觉也不一样。

铁锅炖的肉就不一样。

另外从饮食上来说，滋补肾阴要用鸡蛋、阿胶。对这些心气虚、认为活着没意思的人，该怎么补？还有很多人减肥减到最后得了厌食症，已经不是脾胃的问题，而是伤了心气，已经没有食欲，不想吃东西，那怎么办？其实，中医所用的一些补心、补气血的中药很有实用价值，它们本身的颜色是红色的。比如有种矿物制品药叫代赭石，《伤寒论》里记载的"旋覆花代赭石汤"其实是一个补心气的方子，能有效调治厌食症。

如果患者本身没有邪气，而是有痰浊瘀血，再给他用补药就等于助敌人成长。

还有，大补心气的药是鹿茸！很多人说："鹿茸不是壮阳药吗？"你说对了，鹿茸是催欲剂，很多人把它当成补肾的。错了，其实真正补肾的药是偏寒的，它起封固的作用，就是不让它漏。

什么是补？锅漏了把它糊住叫补，往锅里加水叫益。真正的补肾药是治疗早泄的，男性坚持不了多长时间的要补肾，因为他漏得太快。

但是，对没有性欲，或者是阳痿的人，需要把他的火点起来。勃起的功能是肝来负责的，所以，很多人认为鹿茸、狗肾、海狗肾、海马、牛鞭、狗鞭是补肾的，其实不是这样的。这些都是血肉有情之品，都是补心的、催欲的。

（4）没有性欲，其实是一种自我保护

很多人没有性欲，其实是什么？是自我保护——精不够了，所以我也就不动心了，我先歇一会儿。

那怎么治它？最好的办法就是补充你的精，让你养精蓄锐，恢复到欲望自然来临的状态。但现在的人都是心急、采用一些方法催发性欲，这样做的结果最可怕的是什么？猝死。小车不倒只管推——本来是自我保护，结果变成一种被动的伤害。所以，我给没有阴寒、恶毒邪气的人调治，一般到最后都要用上述这些药。

最补人心气的东西是什么呢？胎盘。我们看看动物生完孩子后第一件事是什么？就是先把自己的胎盘吃了。为什么？能预防产后抑郁。

现在很多人生孩子都是采用剖宫产的方法。其实剖宫产伤的是女人最重要的任脉，也就是丹田。剖宫产以后要缝伤口，为了防止伤口感染就会打抗生素，抗生素是极其苦寒的东西，会导致剖宫产的人被"冰镇"住，没有奶水。本来生孩子就失精、失血、耗气，最后还得被"冰镇"住，产妇不抑郁才怪。

所以，女性生孩子最好顺产。**顺产后一定要保留脐带血。脐带血就是所谓的干细胞，可以催生出我们很多其他细胞。**比如白血病患者的造血功能毁坏了，干细胞留着，它能继续给患者造血。

> 很多人没有性欲，其实是自我保护。

> 最补人心气的东西是什么呢？胎盘。

> 剖宫产伤的是女人最重要的任脉，也就是丹田。

健康的胎盘经过特殊的炮制、烘干、焙干以后制成胶囊吞服，这是调治哀怨最好的方法。等到人的心气、阳气恢复以后，就会觉得看东西顺眼了，有点儿欲望了。等到欲望恢复正常，就恢复了正常跟人交往的能力。

(5) 怎么区分心虚寒和心实寒

老百姓常说"心肠要热"，有的经络不通的人肚子是冰凉的。还有个形容心寒的词是"洼凉洼凉"，说的就是虚寒向实寒走。

怎么区分虚寒和实寒？你跟人握手的时候，如果对方的手不暖和，但多握一会儿可以暖过来，这是虚寒；有些人的手握上去跟握了一块冰似的，这就是"鬼手"，你都不想跟他多待一会儿，怎么都暖不过来，这是实寒。

调治虚寒需要补益，调治实寒需要驱邪气，把邪气先赶走。**如果给实寒的人补益，越补寒气越大，最后会凝结成肿瘤。**

(6) "保命之法，艾灸第一，丹药第二，附子第三"

前面说过，艾灸治疗就是让艾草燃烧起来后产生的那种自然的、母爱般的、温性的、阳性的热量缓慢地渗

等到欲望恢复正常，就恢复了正常跟人交往的能力。

有的经络不通的人肚子是冰凉的。

调治虚寒需要补益，调治实寒需要驱邪气，把邪气先赶走。

透到人的身体里，引起人体内的气的共振、共鸣，然后深入内心。

中国人把艾草晒干、杵碎、筛拣、成绒，然后卷成卷，制成艾条。"艾"的发音跟"爱"相同，用艾叶调治的方法是：把艾叶点着以后，靠近身体的穴位温灸——让身体局部感到很温暖、很热，这种感觉就像母亲的爱一样。

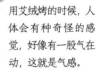

把艾叶点着以后，靠近身体的穴位温灸——让身体局部感到很温暖，很热，这种感觉就像母亲的爱一样。

另外，人类最早用的是钻木取火的办法——把两根木头放在一起快速转动，生热，然后起火。钻木时人们会在木头底下放艾绒，木头热了，就会把艾草先点着，然后小火再把木头点着。

艾绒的特点是易燃，而且经久不灭。"炉烟虽熄，灰中有火"——火看着好像灭了，过一会儿又着起来了。艾灸完一定要把灸条放到水里，听见"呲啦"一声，火彻底灭了后再拿开。

艾绒的特点是易燃，而且经久不灭。

所以，艾草的保温、燃烧能力特别强。最早人们只是用它取火，后来发现人体不舒服时靠近火，会觉得很舒服。用艾绒点着火，靠近身体的某个部位，也能止疼。另外，用艾绒烤的时候，人体会有种奇怪的感觉，好像有一股气在动，这就是气感。做艾灸的时候，人特别容易有气感，后来人们就把气运行的脉络记下来，称为"经络"。

用艾绒烤的时候，人体会有种奇怪的感觉，好像有一股气在动，这就是气感。

《博物志》言："削冰令圆，举以向日，以艾承其影，则得火，故曰冰台。"《诗经·王风·采葛》载："彼来艾兮，一日不见，如三岁兮！"《离骚》中提到："户服艾以盈要兮，谓幽兰其不可佩。"《庄子》中也有"越人熏之以艾"的记载。

我曾经在四川待过，四川的山上很冷，而且总是下雨。四川人之所以爱吃辣，就是因为当地气候湿、冷。我看到当地的农民在家里生火，他们身体不舒服的时候，就把衣服撩起来背对着火来烤，这就是炙背。"炙"就是火烤的意思。

阴历五月初五端午节的时候，很多人家都会把新鲜的艾叶挂在门外，因为它不仅味道非常好闻，还可以祛邪。江南地区一带过清明节的时候有种专门的祭祀食品叫青团，就是把艾草汁和入米粉，包上豆馅，做成团再蒸熟。另外，艾叶燃烧后的灰可以止血，是一味良药。

艾灸调治要比针刺早，先有艾灸，后来才有伏羲的九针。先有艾，后有针；先有经络，后发现穴位。

我上大学的时候，老师说："先有穴位，然后把穴位连成线，就发现了经络。"后来我通过研究发现这是不对的。发现经络有两个办法：一个是做艾灸的时候会有感觉，另一个是静坐的时候能感觉到身体里的气在游走。

四川人之所以爱吃辣，就是因为湿、冷。

阴历五月初五端午节的时候，很多人家都会把新鲜的艾叶挂在门外，因为它不仅味道非常好闻，还可以祛邪。

艾叶燃烧后的灰可以止血，是一味良药。

经络比穴位重要，如果你不知道穴位，但是知道经络在哪儿，同样可以治病。

人们可能会害怕扎针，但都很喜欢艾灸。用艾灸调治的患者一般都是比较"冷"的人，中医叫冷元症，就是寒性体质的人。对这些寒性体质的人，比如容易手、脚、肚子冰凉的人，中医认为他们需要爱，其实调治思路就是艾灸。

人们可能会害怕扎针，但都很喜欢艾灸。

艾灸是我国传统医学的文化瑰宝，是中医最古老的医疗保健奇术。医家窦材曾说："保命之法，灼艾第一，丹药第二，附子第三。"（《扁鹊心书》）可见，艾灸在中国传统医学中的重要地位。

"保命之法，灼艾第一，丹药第二，附子第三。"

五、心虚火的人生理上有什么表现?
爱做什么梦?

实火是锅里还有水,
底下的火很旺的状
态。虚火是锅里的水
快烧完时那种吱吱作
响、冒烟的状态。

实火是什么状态?是锅里还有水,底下的火很旺的状态;虚火是什么状态?就是锅里的水快烧完时那种吱吱作响、冒烟的状态。

调治虚火的平衡方
法应该是往锅里加
水,因为这是一种
阴虚火旺的症状。

调治虚火有两个选择:一个是撤火,另一个是往锅里加水。如果选择撤火,撤火之后人的整个生理功能状态就会下去一大截,也不那么燥了,但同时也没有太大的欲望。所以这种方法是不对的。平衡的方法应该是往锅里加水,因为这是一种阴虚火旺的症状。

1. 心虚火的人可能舌头红，
舌头干燥，没有舌苔，有"镜面舌"

中医看病除了号脉以外，还会观察患者的舌头。舌头是心的苗——因为心在体内，我们看不见它，于是它长出了小苗让人看。舌头是口腔里面的重要器官，表面布满了毛细血管。心主血脉，所以看舌头的颜色、形状就可以判断身体的状况。

阴虚不足的人舌象有可能是这样的：首先舌头是红的，有火；其次舌头是干燥的，没有舌苔，这种人的湿气比较重，我们称之为"镜面舌"；最后舌头上有白苔、黄藓、腻苔，好像把人的味蕾全部破坏了一样，当然这种人也不能吃任何辛辣、刺激的食物，因为舌头受不了。

中医看病除了号脉以外，还会观察患者的舌头。

2. 心虚火的人有"地图舌"，
会虚性亢奋、焦虑，很难自我宽慰，
总是愧疚、自责、自卑

有一种人是"地图舌"——舌头上一块有舌苔，一块没舌苔，呈现剥脱的状态。这种人还有一种表现，伸

心主血脉，所以看舌头的颜色、形状就可以判断身体的状况。

出舌头会乱颤，这是心里不安定的表现。

这种人在白天是什么情况呢？虚性亢奋——有特别旺盛的食欲，但就是动不了真格的，真把食物摆在他的面前，吃一口就不吃了。他们可以脱光了满世界跑，可以跳到冰水里都不觉得冷，因为这个火是假火，是水不足导致的。还有，总是觉得嘴里渴，倒杯水喝一口又是"欲漱水不欲咽"——想拿水润嗓子，咽下去又不舒服。

这种人还会表现出焦虑。《黄帝内经》中说："因思而远慕。""慕"就是期盼以后会发生美好的事情。人们从小被灌输"有因必有果""有志者事竟成""只要功夫深，铁杵磨成针""功夫不负有心人""好人有好报"等思想，等长大后发现真实的社会不是这样的时候，心里就会产生极大的落差，这时人就开始焦虑了。

健康人有缓解自我焦虑的能力，比如健康的人会梦到最后捡到钱包了，其实这就是一种生理上的平衡，让虚火苗下去。这种能力衰弱的时候，人就很难自我宽慰，就会变得愧疚、自责、自卑。这些人发展到心虚火严重的时候，舌头上会出现沟壑纵横的情况，全是裂纹。

心虚火的人虚性亢奋——有特别旺盛的食欲，但就是动不了真格的，真把食物摆在他的面前，吃一口就不吃了。

健康人有缓解自我焦虑的能力。

3. 心虚火的人会梦见考试、找钱包、走在灼热的铁板上、想找口水喝

白天的焦虑会在晚上形成梦境。我治疗过一位70多岁的老教授，他做梦一直梦见考试，就是因为上学的时候有一门政治经济学没考过及格，一直记到老。

还有的人梦见找钱包，钱包丢了找不着，找了一晚上钱包。

这些梦境的出现都是因为他们心里有虚火，有一团小火苗。其实只要一瓢水进来，小火苗就能灭了，但那瓢水就是下不来。

所以，总是梦到考试、找钱包、丢东西、走在灼热的铁板上、想找口水喝但又没有水这类梦，都是因为心里有虚火，需要滋阴。

4. 心虚火的人宜如何调治

滋补心的阴血最好的东西是什么？首先它应该是寒性的。大家记住，**心主血脉，汗为心之液，血和汗的味道偏咸，所以我们一般用一些咸、寒的药滋补心的阴血。**

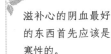

白天的焦虑会在晚上形成梦境。

总是梦到考试、找钱包、丢东西、走在灼热的铁板上、想找口水喝但又没有水这类梦，都是因为心里有虚火，需要滋阴。

滋补心的阴血最好的东西首先应该是寒性的。

既经济又好用的就是鸡子黄（鸡蛋黄），《伤寒论》中专门有一个方子叫朱雀汤，后世张仲景把这个方子改名为黄连阿胶鸡子黄汤。鸡蛋黄入心，能滋补心阴。

鸡蛋黄怎么吃呢？你千万别炒鸡蛋黄，也别蒸成鸡蛋羹。张仲景是这么说的，当您煎好药以后，倒出来，温度是90℃时，把鸡蛋黄放进去搅拌均匀，一般用两个鸡蛋黄配一杯药，然后喝下去，滋补心阴的效果是最好的。

很多人心里有虚火，表现为睡不着，但又与有实火不同。有实火的人睡不着觉，可以起来去泡吧、上网、看电影，因为还有精神做这些；有虚火的人觉得困了，往床上一躺却睡不着，想起来干点儿事也干不了。

无论是心有伤口，还是其他地方有伤口，包括肾虚，一定要用一些胶类的药。比如阿胶，是用驴皮熬的胶。熬制阿胶的水很有讲究，用的是东阿古井的水，所以东阿阿胶滋阴的效果是特别好的，尤其滋补心里的阴火。

牡蛎滋阴的效果也很好。欧洲人约会前吃点儿牡蛎，容易激发自己的情欲。牡蛎是那种阴阳都补得很好的食材，因为它是雌雄同体的东西。所以碰到阴虚火旺、焦虑的人，可以通过药补加食补，便能缓解相应的症状。

鸡蛋黄入心，能滋补心阴。

无论是心有伤口，还是其他地方有伤口，包括肾虚，一定要用一些胶类的药。

牡蛎是那种阴阳都补得很好的食材，因为它是雌雄同体的东西。

还有一种办法，**养心的最佳时间是午时和黄昏——"月上柳梢头，人约黄昏后。"为什么人在黄昏容易动情动欲呢？因为那时正好是心包经所主的时间，所以在这两个时间睡一会儿，也是非常好的养心的办法。**

现在人们朝九晚五，中午不休息，很多人到快下班的时候，其实都有点儿困。就算困了还得开车回家，或者挤车回家，这时人就有点儿痛不欲生的感觉。不如你在办公室睡一会儿再走，用不了多久，睡二三十分钟就行。

养心的最佳时间是午时和黄昏。

不如你在办公室睡一会儿再走，用不了多久，睡二三十分钟就行。

第四章

脾胃不好的人会得什么病？
爱做什么梦？

　　脾被中医称为"后天之本"，就是说它是人出生以后的根本，是最重要的东西（人出生以前的根本是肾，肾是先天之本）。当人还是胎儿的时候，处于一种混沌状态。出生后发出第一声啼哭，吸到气，吃到母乳，再大些吃到了米，形成了后天之气，他就开始有了自己独立的思和想。这是后天形成的，因为脾是产生气和血的根本。

　　后天之气与人的两个脏有关，一个是肺，另一个是脾。肺把空气吸进体内，脾把人吃进去的食物加以消化。

一、脾胃应该如何养

1. 脾胃属土，对应黄色，处于中央，开窍于口，互为表里

脾胃跟我们的生活密切相关，它们在五行中属土，土的性质是"稼穑"——种植和收割，生长出庄稼，供我们吃饭。

跟脾胃对应的颜色是黄色，比如小米就是黄色的，因此可以补脾胃。在《黄帝内经》里，东方是青绿色，南方是赤红色，西方是白色，北方是黑色，中间是黄色。

你看不见脾胃，但是它开窍于口，其华在唇。所以，从一个人的口唇、口腔就能看出脾胃的问题。有的人口唇干裂，有的人口唇肥厚肿大，有的人口腔长溃疡，有的人口气很重，有的人唾液很少……这些问题都跟人的脾胃有关。

身体里深藏不露的脏叫脾，而整天工作，传化物而不藏叫胃。它们是表里关系。

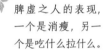
脾胃是表里关系。

2. 脾胃不好的人消瘦，吃什么拉什么，怎么吃都长不胖

脾虚的人有什么表现呢？吃东西消化不了，这类人看上去特别瘦弱，怎么吃都长不胖。

总之，脾虚之人的表现，一个是消瘦，另一个是吃什么拉什么。吃进去的是菜叶子，拉出来的还是那个菜叶子。中医讲"完谷不化"，就是吃什么拉什么，没消也没化，也没吸收，白吃了。

脾虚之人的表现，一个是消瘦，另一个是吃什么拉什么。

人在没有能量补充摄入的时候，就会产生一种不安全感。某些人整天担心这个担心那个，担心老公老婆，担心孩子，整天考虑的都是负面的东西。这都是因为吸收不好，身体没有能量补充，所以迫使他产生这种负面的情绪。

养脾胃最好的办法是滋味要薄。本身消化、吸收功能不好的人，最忌讳吃大鱼大肉。大病初愈的人，脾胃刚刚恢复的人，他想吃什么？粥，再加点儿咸菜。他绝对不会说："给我来碗红烧肉。"

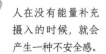
人在没有能量补充摄入的时候，就会产生一种不安全感。

135

我们经常说"五谷为养"，养的就是脾胃。

所以老百姓说："不要吃压炕头饭。"什么意思？第一，晚饭不要吃得太晚；第二，不要吃得太饱。否则人容易睡不着，在床上"翻烙饼"。

3. 脾胃是人的后天之本，有四大功能

脾被中医称为"后天之本"，就是说它是人出生以后的根本，是最重要的东西（人出生以前的根本是肾，肾是先天之本）。当人还是胎儿的时候，处于一种混沌状态，出生后发出第一声啼哭，吸到气，吃到母乳，再大些吃到了米，形成了后天之气，他就开始有了自己独立的思和想。这是后天形成的，因为脾是产生气和血的根本。

后天之气与人的两个脏有关，一个是肺，另一个是脾。肺把空气吸进体内，脾把人吃进去的食物加以消化。

（1）脾的第一个功能是气血生化之源

"消"和"化"是不一样的。猪肉磨碎变成肉糜是"消"的过程，这是胃的功能；肉糜变成蛋白质、氨基

酸，这个过程就是"化"。化是在酶的作用下进行的，是三焦（胰腺）和胆的功能。这些氨基酸重新组合，化生新的肉（气、血），这就是脾的功能。

（2）脾的第二个功能是储存

长脂肪、长肌肉、胖、壮都是脾储存的缘故。胖的人就是脾的功能太好了；瘦的人、一吃饭就拉肚子的人就是脾的功能太弱了，藏不住。当然，根据中医的观点，藏得太多也不是好事，所以有的人胖了就会得病，性功能也不太好。**脾太强了，肾也会受到影响。**

（3）脾的第三个功能是升提气血

中医认为，在人体中，**肝气、心气是向上的，肺气、肾气是向下的，它们之间基本上是相互平衡的。**人活着，就是靠脾把气升上去——向上的气比向下的气多，所以脾升提气血的功能很重要。

所以，血压低、站起来就头晕、一到晚上视力就模糊等问题都跟脾的功能有关。

还有，一旦气不够用，人的胃就会往下坠，还有肾、子宫、肛门等也会往下坠，这都是气不够用的表现。有这些症状的人应去治疗脾。

胖的人就是脾的功能太好了；瘦的人、一吃饭就拉肚子的人就是脾的功能太弱了，藏不住。

血压低、站起来就头晕、一到晚上视力就模糊等问题都跟脾的功能有关。

一个人拉肚子，如果拉的是像水一样的东西，往往就是因为脾有问题，气不够用，已经消化得很好的东西没有存住；如果拉的是臭的、有形状的东西，那就不是脾的问题，说明消化不好，是胃、胆、胰的问题，因为它们没有把大块的东西变小。所以，一个人拉肚子，医生一定要问拉的是什么样的东西，再来判断是脾的问题还是腑的问题。

（4）脾的第四个功能是统血

脾具有止血的功能，但脾的止血功能针对的是慢性出血，而不是急性出血。

五脏里的心和肝具有推动血液循环的作用，而肾和肺主要具有止血的作用。脾也有慢慢把血收住的作用，但它的止血作用与把气提起来的作用有点儿类似，就是把血托住。

什么是"漏"呢？慢慢地出血叫漏。很多女性来月经时，三个星期都不干净，一点一点地漏，这种情况就是因为气不太够用，托不住造成的。

碰到漏的情况就应该补脾，因为脾应该把气和血都藏住，假如它藏不住就会漏。

4. 为什么拉肚子的人要输糖盐水

脾是脏，它的腑是胃，它们互为表里，脾不好，胃也不会好，因为它们的气是一样的。

脾对应的时间是上午9点到11点，胃对应的时间是上午7点到9点。

脾对应的味道是甜，比如玫瑰花的味道。

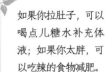

脾对应的时间是上午9点到11点，胃对应的时间是上午7点到9点。

有意思的是，外国人形容自己喜欢的人是 sweety 或 honey，都是甜的意思。而中国人形容情侣都是关于"肉类"的词语，比如"心肝"。肉类的味道是咸的，咸味对心脏有好处，心是通神的。所以，我觉得中国人的感觉是通神的，外国人是通意的。从五行的关系来讲，脾的"妈妈"是心（火生土），所以，医生调治拉肚子的人，会给他输糖盐水，糖是甜的，盐是咸的，这样就把脾和心都补了。

如果你拉肚子，可以喝点儿糖水补充体液；如果你太胖，可以吃辣的食物减肥。

如果你拉肚子，可以喝点儿糖水补充体液；如果你太胖，可以吃辣的食物减肥。

但是请记住，脾克肾（土克水），牙属肾，吃太多甜的食物对肾不好，对牙也不好。

5.为什么你常怀忧虑，因为脾胃有问题

脾对应的情绪的是忧、虑。

忧是为将来的事担心，总是把将来的事往坏处想，这种人总有一种不安全感，总是担心将来有坏事发生。

忧是为将来的事担心，总是把将来的事往坏处想，这种人总有一种不安全感，总是担心将来有坏事发生。比如，我的孩子长不大，我的孩子长不高……英语里管这种人叫 super worrier。意思就是什么事都担心，孩子上学时担心孩子将来没法毕业，孩子毕业了担心孩子找不到工作，孩子工作了担心孩子找不着对象……

虑是期待一件事发生，但它还没有发生。

虑是期待一件事发生，但它还没有发生。

其实，忧和虑都是一种妄想，是不正常的思维方式，都与脾胃不好有关。

很多人会失眠，就是因为自己期待的事没有发生。比如他认为，自己要是好好工作，老板就会给他加薪，于是他就一直等着，可老板没反应，结果他晚上就睡不着觉。

其实生活中充满了不确定性，所以我们要把"妄"去掉。

人应该活在现在，现在很高兴就行了，明天的事明天再说。

佛家有句话叫"不悲过去，非贪未来，心系当下，由此安详"。意思是劝人们要活在当下，人应该活在现在，将来天塌了、地震了、人要死了……都不用考虑，考虑那么多没用。活在现在，现在很高兴就行了，明

天的事明天再说。

如果有了忧和虑，最好的方式是把它唱或吼出来。如果你高兴就唱出来，如果你不高兴就吼出来。现在很多歌星都是在唱恋人互相思念的心情，所以，如果你想念某个人，可以去 KTV 唱出来。

在山西、陕西、内蒙古一带特别广阔的地方，人们经常在旷野中自由地歌唱。在城市中没有这样的条件，这对人的气也是一种压抑。

6. 脾主意，
人的可贵之处就在于有神、有意

脾主意，意是人出生以后心的功能，包括思想、虑、忧。它们都是在脾气支持下心的活动。

与之相应的，人出生以前的功能是神，神是在元气支持下心的活动。

思是考虑自己，想是考虑别人，思和想都是意的一种表现。中国人有句俗话说："吃饱了不想家。"就是说很多在外面工作的人会想家，因为他们吃的饭让他们不舒服。这说明吃一顿好的饭，脾气足了，人就不想家了。

如果你高兴就唱出来，如果你不高兴就吼出来。

思是考虑自己，想是考虑别人，思和想都是意的一种表现。

人活着不能光靠神，否则就成动物了，一定要神和意互相配合。

人活着不能光靠神，否则就成动物了，一定要神和意互相配合。比如手碰到刚烧开的水会一下子缩回来，这是神的作用，因为这是不用经过考虑就形成的本能动作。如果要经过考虑，想到水会把手烫坏，会很疼，想好之后再把手缩回来，那就晚了。但是当你的手拿回来以后，你会想：烧开的水很烫，以后要离它远点儿，这就是意的作用了。

所以要把神和意互相结合起来生活，比如动物看到火会害怕，然后就跑掉了，可是人可以由开始的害怕火，到学会利用火，到学会钻木取火，这就是人的意起到的作用。所以，**人活着不能忘掉神，也不能忘掉意，两者结合起来最好。**

三文鱼生活在海里，但是它会逆流而上，洄游到淡水中产卵，这是非常艰难的过程，往往到达产卵地时已是遍体鳞伤——雌鱼产完卵，雄鱼射完精，然后死掉。

还有，母螳螂交配后的第一件事就是把公螳螂吃掉，这都是先天的本能，是神的作用。

这些动物没有意，只有人才有意。

所以，人的可贵之处在于，第一是有神，第二是有意。

7."智"是小聪明，"慧"是大聪明

我们说一个孩子聪明，是在说他的神还是意呢？是在说神。中国人把聪明叫智，这是天生的。

所以，想生一个聪明的孩子，要在孩子出生前努力，因为生出来以后就很难改变了。

佛家有个故事是"磨砖成镜"，是说要把一块砖头磨成一面镜子，那是不可能的。中国古代的镜子都是铜做的，如果是块铜，你可以把它磨成镜子；如果是块砖，累死你也不能把它磨成镜子。所以说，人的智是天生的，如果再加上意，这个人的学习就会很好。

慧是什么呢？它和智有什么区别？中国人把"智"叫小聪明，把"慧"叫大聪明。小聪明是"两元钱比一元钱多，十元钱比两元钱多"；大聪明是"有时候钱多了不一定是好事，钱少但能维持生活也可以""有时候官做大了、权力太大不一定是好事"……

智与慧是不一样的——急中生智，静极生慧。前者是急赤白脸、心急火燎地想出招，但往往都是损招、歪招；后者是每临大事有静气，泰山崩于前而色不变，麋鹿兴于左而目不瞬，这种情况下才会出现天人合一、把握真相的慧。

很多人读了一辈子的书，学的都是智，身上的慧很少，常常有智无慧，因为没有慧根，便开不了慧。

> 想生一个聪明的孩子，要在孩子出生前努力，因为生出来以后就很难改变了。

> 智与慧是不一样的——急中生智，静极生慧。

> 很多人读了一辈子的书，学的都是智，身上的慧很少，常常有智无慧，因为没有慧根，便开不了慧。

慧是懂得自然界的大道，而智是懂得自然界的小道。也可以说，智（又叫术）是一种可掌握、可操作的东西。

8. 养脾就是养意——舍得

有这么一个词——"舍得"，"舍"是给出去，"得"是拿回来。如果一个人只有小聪明，不会舍，也就不会得到。拥有大智慧的人会付出、给予，好像付出了很多东西，结果他得到的更多。为什么他会舍呢？因为他知道自然界的变化规律。

我的办公室里有一棵橘子树，因为长在屋里，叶子一直是绿绿的，没有掉。我的一个朋友看到以后说："这样不行，如果你不把这些叶子揪掉，明年这棵橘子树就长不好。"

我很不忍心地亲手把绿叶揪掉，不舍得。最后我的老师来了说："这样不行。"就动手把叶子全部揪掉了。

过了一个星期，新的小绿叶就长出来了。现在橘子树上全都是新长出来的绿叶，看着就令人高兴。

为什么我的老师会这么做？因为他知道自然界的变化规律。而我妹妹的诊所里也有两盆小橘子树，她没有揪掉叶子，后来这两盆橘子树都死了。

现在的人都在提高自己的智力，加强后天学习，可是你看那些久居深山的和尚、道士，他们在发展自己的慧，他们觉得这辈子做得最高兴的一件事就是发展自己的慧。

慧的最高境界就是悟——通神。这就是天人合一。

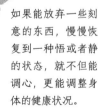

慧的最高境界就是悟——通神。这就是天人合一。

9. 很多人活了一辈子，都是拽着自己的头发想把自己拎起来

"意"这套系统，如果太强烈或者走歪，就会伤到我们的心神，伤到我们的慧。

很多人活得太刻意，结果就是总想用后天的东西去把握或战胜先天的东西，但有的东西是不以人的意志为转移的。这些东西是客观规律，也就是道，其背后就是神。**人这一生，得把意和神这两者之间的关系处理好。**

很多人活了一辈子，都是自己跟自己打架，拽着自己的头发想把自己拎起来。但是道家讲的无为，是对那些活得太虚伪、太假的人说的。事实上，现在很多人的病，都是因为处理不好意和神之间的关系而来。这时如果能放弃一些刻意的东西，慢慢恢复到一种悟或者静的状态，就不但能调心，更能调整身体的健康状况。

很多人活得太刻意，结果就是总想用后天的东西去把握或战胜先天的东西，但有的东西是不以人的意志为转移的。

如果能放弃一些刻意的东西，慢慢恢复到一种悟或者静的状态，就不但能调心，更能调整身体的健康状况。

10. 不要小看脾的经络穴位

脾经的循行路线起始于大足趾的内侧边缘，沿着脚的内侧、胫骨的内侧缘往上走，到小腹部两侧，然后上行到胸口，止于腋下。

公孙穴在脾经上，但是又代表着胃，所以它兼顾消化和吸收两方面的功能。

（1）揉脚内侧的公孙穴，作用比足三里穴还要好，消化、吸收两不误

公孙穴是脾经的第4个穴位，在足内侧缘第1跖骨基底的前下方。这个穴位在脾经上，但是又代表着胃，所以它兼顾消化和吸收两方面的功能。这个穴位的保健作用比足三里穴（著名长寿大穴）还要好，没事的时候可以揉一下，艾灸也可以。

公孙穴的保健作用比足三里穴还要好，没事的时候可以揉一下，艾灸也可以。

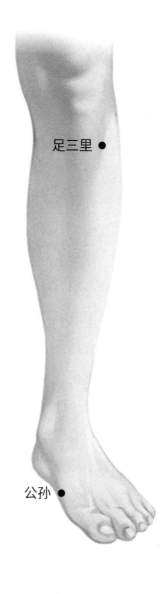

足三里 ●

公孙 ●

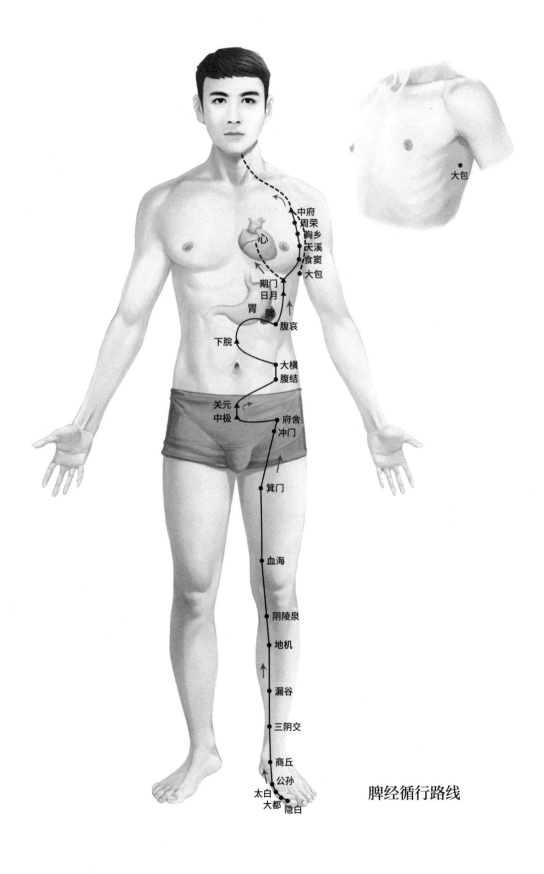

中府
周荣
胸乡
天溪
食窦
大包
心
期门
日月
胃 脾
腹哀
下脘
大横
腹结
关元
中极
府舍
冲门
箕门
血海
阴陵泉
地机
漏谷
三阴交
商丘
公孙
太白
大都 隐白

大包

脾经循行路线

拉肚子的时候可以揉公孙穴，减肥可以按公孙穴，孩子不喜欢吃饭或挑食也可以按公孙穴。

如果觉得里面有硬颗粒，可以轻揉，直到硬颗粒消失为止。

（2）揉大腿内侧的血海穴，女性能补血，防止白发、掉发；男性能降血脂，防止低血压

血海穴是脾经的第 10 个穴位，在大腿内侧，位于屈膝位的髌骨上角上 2 寸，股四头肌内侧隆起处。定位的时候常用右手掌心放在左膝髌骨上，二至五指向上伸直，拇指约 45° 斜置，拇指尖下即是血海穴，右侧取穴方法同左侧。

女性最重要的是血，男性最重要的是气。经常揉一揉血海穴能让女性的血充足，血充足了，脸色会好，头发也会好。

很多女性来月经时量很少，一两天就没了；还有的人白头发、掉头发。这些都说明身体有问题，这时可以揉一揉血海穴。

男性经常揉血海穴也有好处，可以降血脂，避免血液黏稠度高。血压低、头晕的人也可以揉一揉血海穴。

拉肚子的时候可以揉公孙穴，减肥可以按公孙穴，孩子不喜欢吃饭或挑食也可以按公孙穴。

女性最重要的是血，男性最重要的是气。

男性经常揉血海穴也有好处，可以降血脂，避免血液黏稠度高。

（3）孩子、老人拉肚子或便秘时按肚脐旁的 大横穴就能缓解

大横穴是脾经的第 15 个穴位，位于肚脐旁开 4 寸，即两个乳头垂直向下与肚脐所在水平线相交的地方。

如果拉肚子、没有劲儿，就按一下大横穴，或是艾灸这个穴位。如果小孩子总是大便干、拉不出来，或者老年人便秘，按这里也有帮助。

如果拉肚子、没有劲儿，就按一下大横穴，或是艾灸这个穴位。

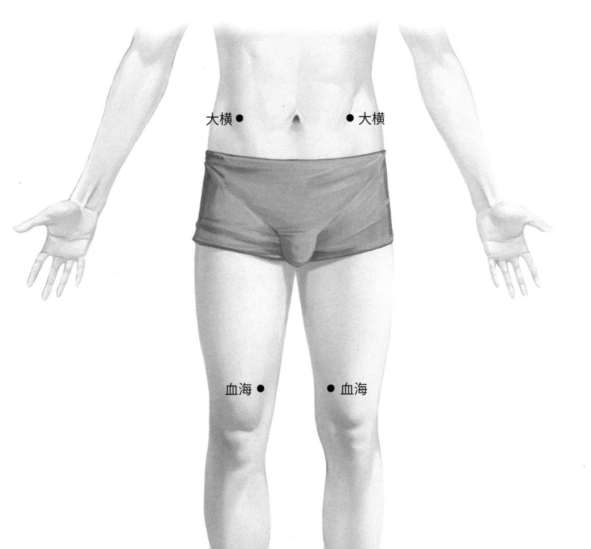

请记住，如果按到穴位感到酸、胀，说明这里有气，那么按它是有用的；如果按到这里什么感觉都没有，那就说明按它没用。

人体有几百个穴位，只有有问题的穴位才有气，所以医生给患者按摩穴位的时候，要问对方是否有酸、胀的感觉。

二、脾胃实火的人生理上有什么表现? 爱做什么梦?

1.脾胃实火的人食欲亢进，易患糖尿病

脾胃有实火的人，表现出来的症状是食欲亢进。

其实，食欲亢进有一部分是心火的表现——心是火，脾胃是土。按中医五行观点，火生土，所以心火重的人食欲比较旺盛，能吃，这是实火（有的人虽然有食欲，但吃不了多少东西，这是虚火，表现为"消谷善饥"）。

饥和饿是不一样的，饥是不足于食，胃肠里面空空的、饥肠辘辘的感觉。吃饭首先是为了充饥，管它什么东西，先塞进去塞满了，就是饱，"饱汉不知饿汉饥"就是这个道理。但很多人把肚子塞得满满的后还会觉得饿，见过这种人没有？太多了。为什么？**吃饱了才不**

饥，**吃好了才不饿**。所以，人只有吃到身体特别需要的食物，才不会饿。如果吃的食物不合适，塞了一肚子自己不需要的东西，那么就算吃得很饱，也还是饿。

所以，饿是一种心理的、主观的感觉，饱则是一种客观的存在。

中国人喜欢吃鸡爪，很多外国人都以为中国很穷，他们不知道的是，在中国鸡爪比鸡胸脯肉还贵。因为中国人吃饭不仅讲究满足生理需要，还要解馋——让心理满足。所以中国人吃鸡爪是解馋，不是充饥。

真正满足心理需要的是小吃，而不是大餐。真正讲究的人绝对不会吃自助餐，因为自助餐是充饥用的，真正解馋的是吃自己需要的东西。

脾胃实火对应的疾病是糖尿病，糖尿病患者能吃能喝能尿，但依然很消瘦，中医把这种情况称为"消渴"。按照五行理论，土（脾胃）克水（肾、膀胱），所以脾胃有了实火以后，肾就受不了。

很多人认为吃什么补什么，**其实补一个脏，另外一个脏就会被削弱。**

中医是比较全面、智慧地看问题，比如，脾吃甜多了，肾就会受损害。有个很明显的例子——小孩吃糖多了会长蛀牙，吃西瓜多了会不停地撒尿。

人只有吃到身体特别需要的食物，才不会饿。

中国人吃饭不仅讲究满足生理需要，还要解馋——让心理满足。

脾胃实火对应的疾病是糖尿病，糖尿病患者能吃能喝能尿，但依然很消瘦，中医把这种情况称为"消渴"。

还有的人会遗精、尿床。很多人为了调治早泄会吃壮阳药，本来早泄是身体的一种自我保护，吃了壮阳药后的确能让人坚持较长时间，把肾补大发了。但肾是水，会克火，也就是心，所以一些人吃完药的最大副作用就是心脏病猝死。

脾胃实火的人白天会不停地吃东西，嘴里的味道特别重，一说话就会有一股难闻的味道，即使刷十遍牙也没用，因为黏液的气味是刷不掉的。

脾胃实火的人白天会不停地吃东西，嘴里的味道特别重，一说话就会有一股难闻的味道，即使刷十遍牙也没用，因为黏液的气味是刷不掉的。

2. 脾胃实火的人在梦里会不停地找东西吃，有时想吃却找不着

脾胃实火的人在梦里会不停地找东西吃，而且有时想吃东西却找不着。有的人还会梦到买地或盖房子等这种不停的、亢奋的梦境。

脾胃实火的人经常会在半夜饿醒，然后起来找东西吃。还有的人习惯在枕边放点儿甜食，晚上醒来就有东西吃了，以备不时之需。

脾胃实火的人经常会在半夜饿醒，然后起来找东西吃。

3. 脾胃实火的人宜如何调治

中医调治脾胃实火用的是辛凉的方法，辛凉能遏制脾胃实火。

中医调治脾胃实火用的是辛凉的方法，辛凉能遏制脾胃实火。那么，为什么要用辛凉的药物呢？就好像一堆柴火放的时间长了便会发酵发热，冒出火苗。为了防止这种情况出现，可以把柴火挑开，透风散掉热气。

调治脾胃实火也是用这个方法，常用的药物有秦艽、银柴胡、胡黄连等，这也是调治小孩子脾胃消化问题的药物。

对于调治成年人嘴唇血红、不停地吃东西但吃了后又不长肉的症状，还会用到银翘解毒丸，因为金银花和连翘也有散实火的效果。其实人的很多食欲都来自心火，中医讲"实则泄其子，虚则补其母"，当一个人的心火不停地促使他吃东西时，把心火降一下就可以缓解这种症状。

其实人的很多食欲都来自心火。

另外，通过穴位也可以调治脾胃实火。我们脚上有个穴位叫三阴交穴，是脾经的第6个穴位，同时肝经和肾经也从这里经过。按摩三阴交穴能同时刺激脾、

按摩三阴交穴能同时刺激脾、胃、肝三个脏。

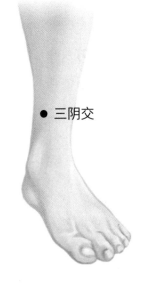

三阴交

胃、肝三个脏，也就是说，能缓解脾胃的实火对肾造成的伤害。

糖尿病患者就是吃得多，喝得多，憋不住尿，漏的也多。还有一种方法是通过针刺来泻脾经和胃经的热毒，通过放血、气也能缓解这种症状。这样调治后，患者的梦境就变成不停地吃东西，不停地找东西吃，或者给人发东西吃。

有句话是"饥梦取，饱梦与"，意思就是人饿的时候老想找东西吃，而吃饱了以后就给别人东西吃。这种人最忌讳吃甜食，尤其是温、热的食物，比如巧克力。

糖尿病患者都要戒口，尤其要戒甜食，多吃一些芬芳、辛凉的食物，嘴里嚼点儿薄荷，既能帮助清新口气，又能把脾胃的实火去掉。

糖尿病患者都要戒口，尤其要戒甜食，多吃一些芬芳、辛凉的食物，嘴里嚼点儿薄荷，既能帮助清新口气，又能把脾胃的实火去掉。

三、脾胃实寒的人生理上有什么表现? 爱做什么梦?

实证是身体里有了
不该有的东西。

1. 脾胃实寒的人一般都长得肥胖，有高血脂、脂肪肝、高血糖、痛风、啤酒肚

脾胃的实寒证是什么状态? 前文讲过, 所谓实证, 是身体里有了不该有的东西。

脾胃实寒的人一般都容易肥胖、水肿、痰湿。有的人由于吃了太多有营养的东西, 积攒到体内形成了脂肪; 有的人形成了脂肪瘤, 身上长了一串疙瘩; 有的人舌苔特别厚, 就是因为吸收的营养太多了; 有的人有高血脂、脂肪肝、高血糖、啤酒肚等症状, 这些都是脾胃实寒的表现, 一摸这些人的肚子, 感觉是凉的。

脾胃实寒的人一般
都容易肥胖、水肿、
痰湿。

还有的人表现为痛风, 痛风是尿酸沉积后形成结晶, 以钠盐的形式在关节腔、筋膜里存留, 从而导致关

节疼痛。痛风的人不能吃什么？不能吃海鲜。因为海鲜属于阴寒的食物，更不能边吃海鲜边喝啤酒，也不能吃下水。

现在很多人吃了东西不化。什么叫不化？我们先看看什么是消，消是物理变化，比如吃块猪肉，它变成小块，变成肉泥，但它还是猪肉；化则是化学变化，猪肉的蛋白质分解成氨基酸，氨基酸再重新组合，变成人的气、血、肉。

脾是"敛财"的器官，它管吸收；化是三焦的功能。三焦是元气通行的道路，人吃饭是用自己的元气化谷气。**道家认为，人一辈子能吃的饭是定量的，因为人的元气是有限的，越多吃、快吃，就越早消耗完元气。**所以，慢慢吃、节省点儿吃、吃点好消化的食物，元气就能多维持几年。

2. 脾胃实寒的人皮肤、鼻子容易过敏，爱打喷嚏

脾胃实寒的人还有一个症状就是过敏，总是起荨麻疹，或者鼻子过敏，流鼻涕、打喷嚏。尤其到了秋天的时候，有的人一天能打很多个喷嚏，甚至打到眼

痛风的人不能吃海鲜。因为海鲜属于阴寒的食物，更不能边吃海鲜边喝啤酒，也不能吃下水。

慢慢吃、节省点儿吃、吃点好消化的食物，元气就能多维持几年。

脾胃实寒的人还有一个症状就是过敏。

睛都充血。

还有的人表现为麻木不仁。有些没知觉的人看胃病，不觉得有多严重，经过检查后才发现已经很严重了——这就好比有的运动员受伤以后，马上拿冰块敷一敷，就不觉得疼了。但受伤的地方好了吗？其实没有好，这就叫掩盖症状。

脾胃实寒的人睡觉时往往会打鼾。很多人说，打鼾就是小舌头过大所致的，把小舌头切掉一点儿不就可以了吗？这是粗浅的想法。每个人都有小舌头，为什么有的人不打鼾？我们得想想指挥小舌头的能量是什么。

其实，人之所以打鼾，就是因为小舌头处于水肿状态，里面充满了痰。当一个人的手指头肿的时候，医生想的是怎么帮他消肿，没人会想把手指切了。有的人切了小舌头以后出现了后遗症，咽部的软骨出了问题，导致吃东西时常常呛到气管里。留下后遗症不说，过段时间又开始打鼾。这种人晚上睡觉处于一种睡睡醒醒的反复状态：睡着—憋醒—再睡着，如此反复，一晚上都在折腾，根本没法好好睡。

发展到最严重的情况，就是出现呼吸暂停，即一口气憋着出不来，有的人憋到最后心跳就骤停了。而且在这种状态下，人的血压会升得特别高，心率会特别快。

有些没知觉的人看胃病，不觉得有多严重，经过检查后才发现已经很严重了。

人之所以打鼾，就是因为小舌头处于水肿状态，里面充满了痰。

还有的人在憋醒以后发现自己出了一身汗。我们经常说"盗汗阴虚"，这种汗是人在憋气时漏的精，相当于人快死时的大小便失禁。所以很多患有这种病的人，都得半夜起来换一身睡衣再睡。

有的人去做检查，监测仪器显示他晚上呼吸停止多少次，憋气多少次。很多人没办法，就买一台仪器，仪器上有个面罩，睡觉前戴上，醒了以后再摘掉。其实这都不是办法，唯一的办法是消肿、化痰、化湿。

脾胃实寒的人需要提高自己胰腺的功能，减少脾胃过多的吸收。第一要忌甜食，第二要忌冷饮，第三要忌水果，第四要忌绿茶。绿茶的寒能把人的胃麻痹，让人吃东西时没有知觉，以致不停地吃。还有，牛奶也在忌讳之列。

我们经常说"盗汗阴虚"，这种汗是人在憋气时漏的精，相当于人快死时的大小便失禁。

绿茶的寒能把人的胃麻痹，让人吃东西时没有知觉，导致不停地吃。

3. 脾胃实寒的人会梦到被人追杀，不停地搜罗东西，或意外中奖

脾胃实寒的人会遇到一些很恐怖的梦境，要么被人勒嗓子，要么被人追杀。还会有不停地搜罗东西、给家里添家具，以及意外中奖、赢钱等梦境。

脾胃实寒的人会有一些很恐怖的梦境。

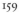

4.脾胃实寒的人宜如何调治

调治脾胃实寒，需要消肿、化痰、化湿。我们平时想把肉炖烂，会加白豆蔻、花椒、大茴香（中医把孜然叫小茴香）、桂皮等，必须用辛的、温的、热的，甚至有点儿毒的药化解它。前文说了，去脾胃实火用辛凉的药，去脾胃实寒必须用热性的药。调治脾胃实寒，其实就是把体内淤积的东西通过消化道排出去，寒气必须通过打嗝、放屁才能出去。

血脂过高的人，也是阴寒太重的缘故。所以很多肥胖的人想通过抽脂减肥，其实抽脂不能治本，首先要让胃恢复知觉，把胃里的积食清理掉，比如排宿便，再吃一些温暖的食物。我们炖肉的时候会放点儿佐料，什么叫佐料？可以帮人好好消化肉的食材——热性食材，比如桂皮、白豆蔻、草豆蔻等。

中国人的饮食习惯真的很好，螃蟹阴寒，就会配着姜汁吃，还会喝黄酒。现在有的人吃海鲜配啤酒，这就是大错特错。痛风患者都是从大脚趾开始疼，因为这里有脾经经过，那些阴寒不化的东西吸收不了，到这里沉淀。有的人不仅尿酸高，还有结石，就是阴寒太重的缘故。

调治脾胃实寒，其实就是把体内淤积的东西通过消化道排出去，寒气必须通过打嗝、放屁才能出去。

血脂过高的人，也是阴寒太重的缘故。

中国人的饮食习惯真的很好，螃蟹阴寒，就会配着姜汁吃，还会喝黄酒。

还有，现在摧残中国人体质的一个大问题就是无节制地喝碳酸饮料。男人要干男人的事，女人要干女人的事；阳要干阳的事，阴要干阴的事。比如鼻子只能呼吸清气，也就是无形的空气。如果把有形的东西吸到呼吸道，人就会剧烈地咳嗽，以把异物从呼吸道排出去。而胃最忌讳把气吃到里面，所以老人总说："吃饭的时候别说话。"就是怕孩子把气咽进去，气咽进去后，阳就会冲撞阴。

碳酸饮料就是把气打进液体里的饮料，人喝进去以后，经过内部加温，二氧化碳变成气体，有的气体会通过打嗝出来，有的就待在肚子里面，这样就把人慢慢"吹"起来了。而且这种嗝是假嗝，真正的打嗝是胃肠有节奏地自我蠕动产生的，这种打嗝则是把身体的热量带走，胃就会变得冰凉，还闹了一肚子气。气要是走的地方不对，人就会生病。

現在摧残中国人体质的一个大问题就是无节制地喝碳酸饮料。

碳酸饮料就是把气打进液体里的饮料。

四、脾胃虚寒的人生理上有什么表现？爱做什么梦？

1. 脾胃虚寒的人总是没有安全感，总感觉力气不够，吃什么拉什么

改革开放前，脾胃虚寒是中国人的常见病，因为那时大家都"食不饱，力不足，才美不外见"。吃不饱，所以虚；食物提供的热量不够，所以寒。但现在已经很少出现这种情况了。

平时来找我看病的人，是一肚子邪火，或者一肚子阴寒的人，都是实证，虚证不多。脾胃虚寒的人会表现出这样的特点：没有安全感，总是处在一种不安的状态。什么叫安？安的本义是平静，从字形就可以看出——三面环山，有一面是出口，这种地形易守难攻。

现代人总有种不安全感，在不安的基础上就会出现忧。很多老年人会忧，孩子上中学前担忧考大学，上了大学担忧毕业，毕业以后担忧找对象，找到对象担忧结婚，结婚以后担忧生孩子……整天都处于忧的状态。即使把这些事都解决了，他还会再担忧其他事，问题不在外面，而是因为脾胃功能差的人表现的状态就是担忧。

脾胃虚寒的人表现出的症状是气不足，没有力气。吃进东西肠道不蠕动，或者吃完就拉，"完谷不化"——吃什么拉什么。这种人面黄肌瘦，平躺着肚子是凹陷的，摸上去是凉的。

脾主肌肉，有一个很简单的测试脾胃是否虚寒的方法——把大拇指与食指对在一起，观察鼓起的肌肉是平的还是凹下去的，若是凹陷，则可以判断这个人脾胃虚寒。

2. 脾胃虚寒的人会梦到自己走着走着，路就裂开了，或者自己家的房子被拆了

脾胃虚寒的人白天表现出的情绪状态是没有安全感，到晚上就会做梦——走着走着，路就裂开了，然后自己就掉进去了；或者梦见自己家的房子被拆了，房子塌了。

现代人总有种不安全感，在不安的基础上就会出现忧。

脾胃虚寒的人表现出的症状是气不足，没有力气。

把大拇指与食指对在一起，观察鼓起的肌肉是平的还是凹下去的，若是凹陷，则可以判断这个人脾胃虚寒。

我治过一位老太太，总是梦见自己家的房子塌了，自己被埋进去了。经过调治后，她跟我说："徐大夫，我有救了。我梦见有个穿白大褂的人，把我从房子里拽出来了。"我说："那个人就是我。"

3. 脾胃虚寒的人宜如何调治

黄色入脾胃，所以补脾胃最好的食物是什么？小米。我们现在都熬小米粥，喝小米粥有一个好处是补脾胃，但也有一个坏处——伤肾，所以很多人喝完小米粥会不停地排尿。

其实，最好的办法是吃小米干饭，把小米焖成干饭吃下去。如果你能吃干饭那就这么吃；如果吃不了干饭，就把小米杵黏糊，再团成小团吃。

除了黄色的小米可以补脾胃以外，还有几味非常好的补脾胃的药，都产自黄土高原，比如黄芪、党参、甘草等。

所以，脾胃虚寒的人应该多吃补益脾胃的甘、温食物或者药物。吃肉的话，吃黄牛肉，最好只喝黄牛肉炖的汤，不吃肉。因为脾胃虚寒者的胃消化不了牛肉纤维。蒸一碗小米干饭，浇一勺牛肉汤，就是很好的吃法；或者在黄牛肉里加点儿土豆，土豆是补肺的。

黄色入脾胃，所以补脾胃最好的食物是小米。

最好的办法是吃小米干饭，把小米焖成干饭吃下去。

脾胃虚寒的人应该多吃补益脾胃的甘、温食物或者药物。

虚寒的人都适合用艾灸的方式调治，比如艾灸足三里穴。但虚火、实火、实寒的人都不适合艾灸。

现在很多人比较偏激，流行一个方法就觉得包治百病——刮痧治百病、艾灸治百病、扎针治百病……其实都不对，各种方法都有适应证。比如，调治实寒证最好的方法是针刺。

一般来讲，去实邪得用针扎；温补虚寒用艾灸；去实火用刮痧、放血；去虚火就得补，可以煲汤喝——不能再从身体里往外拿了。

虚寒的人都适合用艾灸的方式调治。

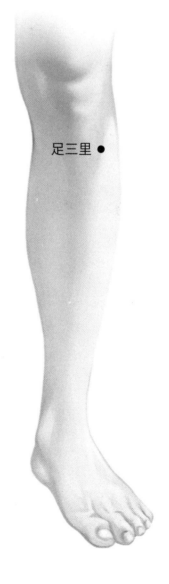

足三里 ●

五、脾胃虚火的人生理上有什么表现?爱做什么梦?

1. 脾胃虚火的人吃一点儿就撑，就开始心跳加快，顽固性呃逆，口干、口腔溃疡，总是感到烦

脾胃虚火的人吃一点儿就饱，吃一点儿就撑。一些人吃点儿东西就开始心跳加快，吃口饭得歇一会儿，等心跳恢复正常再吃。还有的人表现为顽固性呃逆，打空嗝。正常人是吃饱了才打嗝，而脾胃虚火的人吃饭时就会"呃"一声、"呃"一声地打嗝。

脾胃虚火的人还表现为口干、没唾液。吃饭得靠喝口汤下咽，或是吃一口饭，喝一口水。

脾胃实寒严重的人，睡觉会流口水，如果睡醒发现

枕头湿了半边，就是因为唾液太多。而脾胃虚火的人恰好相反，唾液很少，经常口唇干裂，还会生口腔溃疡，而且反复发作。

脾胃虚火的人会因胃肠黏膜干燥脱落，导致萎缩性胃炎。

大家想一想，人能把吃下去的肉消化掉，但胃也是肉，为什么自己的胃不会被消化掉呢？因为胃黏膜属于人的津液，有保护的作用。胃黏膜被损坏之后，胃壁就会受到侵蚀、腐蚀，开始出现溃疡，有的还会导致穿孔；胃壁上所有的腺体都会萎缩，形成萎缩性胃炎。萎缩性胃炎可怕在哪儿呢？这就是胃癌早期症状。

脾胃虚火的人经常操心劳神，不切实际，总是处于一种烦的状态。古人认为火上头叫"烦"，这种人吃点儿东西就烦，吃点儿就饱，因为得了萎缩性胃炎，胃已经缩到一个较小的容量了。

脾胃实寒严重的人，睡觉会流口水，如果睡醒发现枕头湿了半边，就是因为唾液太多。

脾胃虚火的人经常操心劳神，不切实际，总是处于一种烦的状态。

2.脾胃虚火的人会梦见土地干裂，房子塌了，或者被烧了

脾胃虚火的人会梦见土地干裂，房子塌了，或者房子被烧了。还有的人会梦到四处找水喝。

3. 脾胃虚火的人宜如何调治

调治脾胃虚火的人，需要通过食疗去滋补他的阴液，可以选择甘的、甜的、寒性的、凉性的食材。最好的东西是什么？就是牛奶。

常见的滋补阴液的食物还有甘蔗、荸荠，能滋润、促进胃黏膜的恢复和生长。脾胃虚寒的人还可以吃龙眼和荔枝，普通人吃了会上火，但这些人吃了就没事，还可以喝西瓜汁。

调治脾胃虚火的中药有芦根、石斛、玉竹、黄精。芦根就是粽叶（芦苇）的根。最好的石斛叫耳环石斛，生长在岩石上，滋阴的效果特别好。玉竹也是一味中药。黄精是古代道家辟谷时服食的一种药。这些药调治脾胃虚火的效果都非常好。

常见的滋补阴液的食物还有甘蔗、荸荠，能滋润、促进胃黏膜的恢复和生长。

最好的石斛叫耳环石斛，生长在岩石上，滋阴的效果特别好。

第五章
肺、大肠不好的人会得什么病？
爱做什么梦？

　　吃什么东西对肺好？酸的东西，比如酸奶、梨，最常见的就是大米。不信的话可以把面包或馒头放到嘴里嚼一会儿，味道是甜的，可是把大米放到嘴里嚼一会儿，味道是酸的。

　　人到秋天的时候，要把肺气补足。老百姓一到立秋那天就要贴秋膘。为什么？为了冬天保暖御寒。秋膘是什么？是皮下脂肪，把它增厚了，把肺气补起来，这样的话，冬天也不容易感冒。

　　另外对肺非常有帮助的食物是山药。山药也是酸的，但它是温性的，吃多了不会凉。

一、肺、大肠应该如何养

1. 肺对应秋天，开窍于鼻，对应的情绪是愁

在五行里面，肺对应的是金，对应的五味是辛。肺开窍于鼻，肺的经脉是手太阴肺经。

五脏对应四季——肝对应春天，心对应夏天，肺对应秋天，肾对应冬天。"愁"上面是"秋"，底下是"心"，从这个字就可以看出，秋天容易出现的一种心绪就是愁。

林黛玉的脸色偏白，根据《黄帝内经》的理论，秋天对应的颜色是白色。另外，"肺主皮毛"，按中医的寒、热、虚、实来分析的话，她就属于典型的阴血不足的虚证。虚证人表现是什么呢？一到秋天看到落叶飘飘，树叶枯萎凋谢，就发自内心地产生一种悲凉的感

觉。林黛玉病得更重，她在春天葬花——春天应该是万物生发的季节，人们都情绪高昂、春情荡漾的时候，她还会产生那种悲情，说明她已经病入膏肓了。

有个成语叫秋后问斩，也从侧面反映了秋天肃杀、悲凉的氛围。春天的风给人一种生机勃勃的感觉，而秋天的风却带有一种肃杀之气。春天地气上升，人们会放风筝。秋天风大，也可以放风筝，但那时的感觉就不一样了。所以我们说"秋风扫落叶"，可以感觉到其无情。

人到秋天的时候，要把肺气补足。老百姓一到立秋那天就要贴秋膘。为什么？为了冬天保暖御寒。秋膘是什么？是皮下脂肪，把它增厚了，把肺气补起来，这样的话，冬天也不容易感冒。

2. 肺与大肠相表里，一荣俱荣，一损俱损

肺的伙伴是大肠，肺对应的时间是早上3点到5点，接下来的5点至7点就是大肠对应的时间。

古人早上起来先练气功，调整呼吸，接着去厕所把体内的脏东西排干净，然后开始吃饭，这就到了胃对应的时间，这是规律。

> 有个成语叫秋后问斩，也从侧面反映了秋天肃杀、悲凉的氛围。

> 秋膘是皮下脂肪，把它增厚了，把肺气补起来，这样的话，冬天也不容易感冒。

> 肺的伙伴是大肠，肺对应的时间是早上3点到5点，接下来的5点至7点就是大肠对应的时间。

肺与大肠的伙伴关系是它们的气是连着的，互为表里。里面的是肺，表面与外界相接触的是大肠，如果肺有问题，一般会先传到大肠。

所以我们看那些吸气困难的人，大便总是干燥的。如果肺里有热，吐出来的痰是黄的。调治的时候就让患者拉肚子，把肺里的脏东西从大便里排出去，病就好了。

3. 身体里，
人能够控制的只有肺、大肠

大肠还有一个特点，它是可以用意识控制的。当胃不动的时候，如果在意识里想让它动一下，这是做不到的，其他的如小肠、胆等，都是不可以控制的。但我们可以通过意识影响大肠，比如你想上厕所，但正在上课，那么你可以忍一会儿。人的意识是可以控制肛门的，从上面的肺到下面的大肠都是由人的意和神共同控制的。

古人练功的时候，一方面是对呼吸的调节，另一方面是对肛门的控制——练习肛门的提起、放松，这也是与神沟通的一种方式。提肛的原因还有一个——接通任、督二脉，这跟舌抵上颚的作用是相同的。

4.吃酸性的食物对肺好

吃什么东西对肺好？酸的东西，比如酸奶、梨，最常见的就是大米。不信的话可以把面包或馒头放到嘴里嚼一会儿，味道是甜的，可是把大米放到嘴里嚼一会儿，味道是酸的。

大米对肺非常好，唯一的缺点在于它是寒性的，因为水稻长在水里。同样的道理，鸡鸭都是禽类，但鸡是热性的，鸭是凉性的，因为鸭子生活在水里。所以，人们烹饪鸡的时候，都喜欢做小鸡炖蘑菇，就是用蘑菇的阴寒来平衡鸡肉的火和热；吃鸭的时候，要煲老鸭汤或者把鸭烤了来吃。我们吃大米的时候也应该适当加点儿热性的食物。

另外对肺非常有帮助的食物是山药。山药也是酸的，但它是温性的，吃多了不会凉。

吃山药的时候不要把皮削掉，洗干净就行了，最好连上面的毛也留着，因为山药皮对皮肤特别好。最好的山药是怀山药，也就是河南焦作出产的山药，可以直接洗净蒸食，蘸白糖或者桂花酱吃。另外，以山药为主要原料并遵古方制作的薯蓣丸可补气养血，对调治虚劳不足有很好的平补效果。还可以把山药煮汤，不吃山药，只喝汤，这个方子叫"一味薯蓣饮"，滋阴润肺的效果也特别好。

> 大米对肺非常好，唯一的缺点它是寒性的，因为水稻长在水里。

> 另外对肺非常有帮助的食物是山药。山药也是酸的，但它是温性的，吃多了不会凉。

> 山药皮对皮肤特别好。

肺在外面的表现是皮肤和毛发，包括头发和体毛。如果一个人的肺功能好，头发就会很密，而且颜色是黑的，皮肤也会有光泽、有弹性；如果一个人的肺功能不好，皮肤就会干燥、暗淡，头发也会发黄、脱落。所以女性要想皮肤好，一定要把自己的肺照顾好。

如果一个人的肺功能好，头发就会很密，而且颜色是黑的，皮肤也会有光泽、有弹性。

5. 肺主气，司呼吸，"吸——吸——呼"是最简单的强肺方法

肺主气，司呼吸。"司"是掌管的意思，这里的气是人体的第二气。前文提到心主血，是说心推着血走；脾生血，是说血是由脾运化而来的，是吃饭消化后产生的；肺主气是指肺吸进来的气和脾生出来的气相结合，然后肺推着气在人的身体里行走——肺一方面为人体提供了氧气，另一方面推动气在人身体里行走。

肺一方面为人体提供了氧气，另一方面推动气在人身体里行走。

人体第二气的循环从肺开始，所以一提到气的循环问题，首先要想到肺。究竟气是如何循环的？就两个字：吸、呼。先吸进去，再呼出来。所以，肺的主要功能就是吸入清气，呼出浊气，最主要的功能是吸入。如果人的肺出了问题，就会呼吸困难、气短。很多老年人出现气短的症状时，做不了深呼吸。

肺的主要功能就是吸入清气，呼出浊气，最主要功能是吸入。

肺气给人的感觉是往下走，越往下走，沉得越深，人的身体就越好。我看到很多患者的肺有问题以后，不能躺下，躺下以后就喘不上气，只能坐着，这就是"吸"的功能出了问题。

还有的人会出现"呼"的问题，即咳嗽。就是肺里面有不好的东西了，要把它咳出来，这是肺的一种自我保护的反应。当一个人咳嗽时，最好不要给他用药止咳，而是要帮他把肺里的东西排出来，这样，他就不会咳嗽了。

咳和嗽是有区别的，咳属于呼吸系统的问题，嗽属于消化系统的问题。还有一个问题是喘，也叫哮喘。哮喘实际上是一种吸入困难。

正常情况下，呼和吸是平衡的，如果气不够用，调整呼吸是一种最简单的调治办法。平常我们是一呼一吸，吸是增加体内的气，呼是减少体内的气。如果气不够用，就可以吸两次呼一次，即"吸——吸——呼"。呼吸要用鼻子，之所以用到鼻子，一是可以过滤灰尘，二是鼻子可以加热、提高空气的温度。如果在冬天吸入过多冷的空气，肺就会出问题。很多人都是鼻子先出问题，继而肺出问题。

肺气给人的感觉是往下走，越往下走，沉得越深，人的身体就越好。

当一个人咳嗽时，最好不要给他用药止咳，而是要帮他把肺里的东西排出来，这样，他就不会咳嗽了。

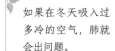
如果在冬天吸入过多冷的空气，肺就会出问题。

6. 我们的身体是由神和意两种能量控制的，肺是连接神和意的桥梁

肺是连接神和意的
桥梁。

我们的身体是由神和意两种能量控制的。神是父母先天给予的东西，比如我们的心在跳、胃肠在蠕动、血液在流动……都是由神控制的。后天的想法是意，意是人能控制的东西。

肺是连接神和意的桥梁——人在工作和学习的时候，肺在工作，这时是神在控制肺。但如果你想调整呼吸的频率，比如"吸——吸——呼"，这时肺就受意的控制。

通过意识来调整肺
的运动，会影响到
我们的神。

通过意识来调整肺的运动，会影响到我们的神。比如，人激动时，就会加快呼吸。虽然控制不了自己的心跳，但通过加快自己的呼吸，就可以让心跳加快。如果我们想放松，让心跳慢下来，可是心跳不听指挥，我们也可以通过调整呼吸，做深呼吸，让心跳放缓。

练气功的第一件事
是调息，然后是调
形，最后是调神。

练气功的第一件事是调息，然后是调形，最后是调神。气功练的就是气，也就是肺。调息就是调整呼吸；调形就是调整姿势，比如人们睡觉的时候要伸展，把两臂上举，做投降状，像婴儿一样。在这种姿势下，人体的气会非常畅通。

有的姿势会影响气的流通，比如跳芭蕾时的姿势，

在中医看来就非常不好，一是可能会影响乳房的发育，二是容易伤心。练芭蕾时间长了，人的情绪会起伏不定。因为胸部是阴，后背是阳，阴的东西应该保护起来。可是跳芭蕾的人总是把胸部挺起来，暴露出来，所以很容易受到伤害。

中国人练气功的姿势不是挺胸抬头，而是含胸拔背，背是圆的。现在的女孩子都喜欢挺胸，而且肩胛骨突出，强调骨感美，这样的话，风寒等外邪很容易从这个部位进去。这样的姿势别人看着很好看，可是自己不舒服。

> 中国人练气功的姿势不是挺胸抬头，而是含胸拔背，背是圆的。

7. 我们的智慧和智力存在于魂里，魄是人的本能反应

肺是神和意交流的桥梁。肝藏的是魂，肺藏的是魄。魄和魂是神的两种形态，魄相当于神的一种低级形态，魂是神的高级形态，主宰着人喜欢谁、爱谁。

我们的智慧和智力存在于魂里，魄是人体的本能反应。比如你的手碰到一杯很热的水，你马上就会拿开，这是人体本能的反应，是由魄主管的。

不要小看人的本能反应，这种反应对人来说很重

> 我们的智慧和智力存在于魂里，魄是人体的本能反应。

要。我有一位法国学生说他以前打篮球的时候，别人传球给他，他总是接不住，经常把眼镜砸碎，因为他的反应总是慢半拍，等他反应过来的时候，球已经砸到他了。但自从他练了太极拳以后，就再也没有发生过这种情况。为什么呢？就是因为他的魄加强了，所以本能反应也强了。

中国人讲"有魄力"，就是说肺的功能很强（我觉得和脾相较，肺的功能更重要。因为小孩子出生以后，第一件事是呼吸空气，然后哭出来，而不是先吃奶）。肺很重要，如果肺功能不好，魄的能力就很差。晚上睡觉的时候，魂在肝里休息，魄还在工作。假设你睡着的时候感到有些凉，如果魄的能力比较强，你即使没有醒来也会随手抓过被子给自己盖上。

另外，魄力强的人晚上睡觉的时候，其他脏腑还在工作，等他早上醒来的时候就饿了，要吃早饭了，或者要上厕所。而现在很多人睡一觉醒来，前一晚上吃进胃里的食物没有消化，不想吃早饭，这就是魄力差。所以，**魄力差的人，人体的本能反应也差。**

增强魄力最好的方法是待在一个空气非常好的环境里，练习"吸——吸——呼"。

中国人讲"有魄力"，就是说肺的功能很强。

肺很重要，如果肺功能不好，魄的能力就很差。

很多人睡一觉醒来，前一晚上吃进胃里的食物没有消化，不想吃早饭，这就是魄力差。

8.肺主治节，肋骨、颈椎、腰椎间盘 有问题、打呼噜，可能与肺失调有关

肺主治节，"节"是一种停顿，我们可以理解为节奏。肺可以控制呼吸的节奏，另外就是关节。一年有四季，人有四肢；一年有二十四个节气，人有二十四条肋骨；而且人有七节颈椎、十二节胸椎、五节腰椎，加起来也是二十四节。

所以说，**人法天地而生，法四时而成，人和天地是相应的。**从气的运行规律来讲，肺掌握呼吸的节奏。从关节的角度来讲，颈椎、肋骨出现了问题，就要想到可能是肺的节奏出了问题。现在有种病叫腰椎间盘突出，也可能与肺有关。

晚上睡觉打呼噜的人，关节都有问题，说明有东西堵着他的肺。既然有东西堵着他的肺，就必然有东西堵着他的关节。所以，打呼噜不光要调治嗓子的问题，连颈椎、胸椎的问题都要调治。

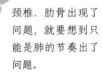

肺可以控制呼吸的节奏，另外就是关节。

颈椎、肋骨出现了问题，就要想到只能是肺的节奏出了问题。

9. 肺能助肾行水，水肿、尿不出来等循环问题与肺有关

肺还有一个特殊的功能，就是助肾行水。**肺能帮助肾的水或体液在体内循环，就像肝帮助心的血液循环一样。**举个例子，我们从茶壶里往外倒水时会发现，茶壶的盖子上有一个小孔，因为空气进去，水才能出来。所以我们将空气吸入身体，给体内的水造成压力，体内的水才会动起来，才能尿出来。如果空气进不去，也就是说假如人的肺有问题，就很容易出现水肿，或是体液循环出现问题，甚至尿不出来。

治疗这类患者，不光要治他的肾，还要治他的肺。比如给他吃点儿药，让他出点儿汗；呼吸顺畅了，小便自然就出来了。

一般肺有问题会导致人水肿，都是人体上部分肿，也就是脸先肿起来。肺的问题导致的水肿叫"风水"，就是说他可能受风了，呼吸出现了问题，才出现了水肿。

肺能帮助肾的水或体液在体内循环，就像肝帮助心的血液循环一样。

一般肺有问题会导致人水肿，都是人体上部分肿，也就是脸先肿起来。

10.不要小看肺的经络和穴位

肺的经络循行路线是从胸部到大拇指。肺的气是先聚在膻中穴，然后到中府穴，再沿着手臂的内侧到达大拇指。所以我们经常按摩手臂的内侧，有利于肺的健康。

肺经上最重要的穴位是太渊穴。太渊穴是肺经的第9个穴位，在腕掌侧横纹桡侧，桡动脉搏动处。"渊"是从高处流下的水在低处打了一个弯，这就是"回水"。很多人喜欢在水打弯的地方钓鱼，因为水流到这里的时候，一打弯流速就慢了，鱼特别容易聚在这里。

肺的经络循行路线是从胸部到大拇指。

肺经上最重要的穴位是太渊穴。

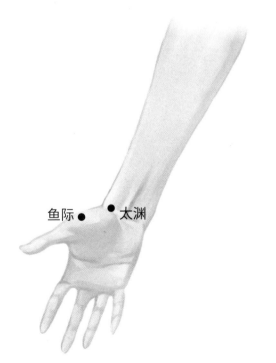

鱼际● ●太渊

有句话是"临渊羡鱼，不如退而结网"，这说明有渊的地方正好是捕鱼的地方。太渊穴就是人体的气流到这个地方的时候打了一个弯，很多气聚在这里。

肺经上还有一个很重要的穴位叫鱼际穴，是肺经的第 10 个穴位，在拇指本节（第 1 掌指关节）后凹陷处，约在第 1 掌骨中点桡侧，赤白肉际处。肺主气，如果感到呼吸困难，就用手压一压鱼际穴，可以增加肺呼吸的能量。

如果感到呼吸困难，就用手压一压鱼际穴，可以增加肺呼吸的能量。

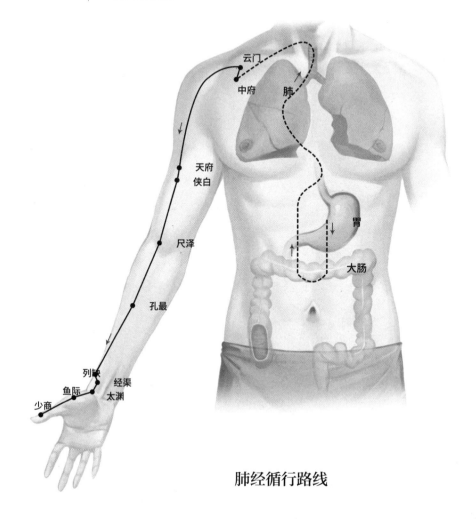

肺经循行路线

二、肺实火的人生理上有什么表现？
　　爱做什么梦？

1. 肺实火的人呼吸急促，常咳，
　　皮肤干燥，毛发干枯

　　在古代，处决犯人一般都是秋后问斩，因为秋天本身有种肃杀之气，秋风扫落叶，万物凋零。人们看见这种景象后，阳气不由自主地就会收敛。如果你在这时还很嚣张，就会被秋气伤害。所以到了秋天以后，人的肺功能会亢进，就会出现一种杀气。

　　肺实火的人表现出来的症状是肺功能的亢进，这种人呼吸很急促，有的人鼻子会出血，还有的人会咳，往往会咳出血来。

　　肺火太旺的人还会出现皮肤干燥，甚至毛发干枯的症状，还容易鼻头发红，给他号脉时会发现脉搏

183

跳得特别强劲。

肺里有实火的人，总是高烧出汗，不停地喝水——这种渴是真渴，拿来水就能喝，不像有的人很渴但喝不下去。

肺主卫气——保卫我们身体体表的气。卫气本来是防御外邪对我们身体的侵害，但如果卫气这支"部队"失控，就会"烧杀掳掠，骚扰百姓"——伤害到自己正常的器官和细胞，这时人就会出现免疫功能亢进。很多自身免疫性疾病，比如类风湿、红斑狼疮等，都是因为人体自身分泌了一些细胞，破坏了本身的细胞，最后人就在"慢性自杀"中走向死亡。

肺主卫气——保卫我们身体体表的气。

2.肺实火的人会在梦中杀人

肺实火的人的梦境是杀人，而且只要一闭眼，就是血腥的杀伐场面。

梦见杀人是实证，梦见被杀是虚证（实证的人在梦中都是去砍杀别人，或者跟人砍杀的过程中，他占上风；虚证的人容易被人追杀，而且被人拿着刀光闪闪的凶器追杀。这就是虚实的不同）。中医通过调治可以让一个总梦见被人杀的人开始梦见正当防卫，然后追杀别人，这就表明他的肺气好了。

梦见杀人是实证，梦见被杀是虚证。

3. 肺实火的人宜如何调治

肺里有实火的人会不停地高烧出汗，脉跳得特别厉害，说话声音大、传得远，总是要喝水，咳得厉害而且能咳出痰来。

用什么泻实火呢？中药里有一些非常好的泻肺实火的药，比如生石膏。生石膏非常凉，用它做成的白虎汤有很好的治疗效果，还有麻黄汤、剥皮的苦杏仁、桑叶等。

生石膏非常凉，用它做成的白虎汤有很好的治疗效果。

185

三、肺实寒的人生理上有什么表现?
爱做什么梦?

肺实寒证比较常见——肺里有了很多不该有的东西,充满了痰浊、瘀血。

1. 肺实寒的人白天会咳,
肺里充满了黏稠的、成块的痰,
晚上胸闷,睡觉常被憋醒

现在肺实寒证比较常见——肺里有了很多不该有的东西,充满了痰浊、瘀血。

第四章里说到,脾的实寒证是这样造成的——吃得太多,造成营养过剩。脾为生痰之源,肺为储痰之器,所以那些多余的营养最终就变成了肺里的痰浊。肺实寒的人会咳,而且有黏稠的、成块的痰,一般都是灰白色的,有的人会咳出绿痰,这是一种极其寒凉的痰。这种人白天醒着的时候会咳,到晚上睡觉时会出现呼吸问

脾为生痰之源,肺为储痰之器,所以那些多余的营养最终就变成了肺里的痰浊。

题，经常被憋醒，感觉胸闷，甚至有的人会出现梦魇，总觉得胸口压了东西；明明自己已经醒了，但是肢体动不了（梦魇往往是魄出不来，你醒了说明魂出来了。但是你又不能动，说明什么？说明魄被关住了）。肺实寒的人睡觉容易打鼾，睡不好觉。

2. 肺实寒的人会梦见一些阴寒、肮脏的东西，而且颜色偏白，还会梦见死去的人、猫、狗

肺实寒的人会梦见一些阴寒、肮脏的东西，而且颜色偏白，还会梦见死去的人，等醒来以后会说："这个人怎么死了？不是死了吗，我怎么又梦见他？"而且总是梦见，深陷其中不能自拔。

还有的人发展到最后，总是梦见自家的房子有人搬进来住，或者梦见死去的人，梦见踩到一些肮脏的东西，梦见死猫、死狗等。这时就要到医院检查一下肺有没有罹患危重疾病——一些肺内的肿瘤、肺的纤维化等都可能出现与之相对应的梦境。

3. 肺实寒的人宜如何调治

怎么调治肺实寒呢？

第一，要吃热性的东西。

第二，练习撮谷道。

有些物质从肺里排出不容易，但从大肠排出比较容易。中医有很多非常好的可促进大肠泻下痰浊黏液的药物。

日常可以做一些提肛训练，即撮谷道，有事没事把肛门收紧，好像忍着不排便一样，其实这在暗暗锻炼自己的魄（肛门又叫魄门，把魄门打开，能解决魄力不足的问题）。

第三，调治肺实寒有一味非常好的中药——厚朴（pò）。

在四川生长的厚朴是最好的。我们"厚朴中医"在四川都江堰虹口有个种植基地，种的全是厚朴树，长在海拔比较高又湿润的地方，叶够宽，树皮是温性的。这种药物有非常好的泻肺和泻大肠里寒痰的作用。

肺和大肠里有痰浊的人，排便的形状跟面条似的又细又长，而且总是拉不尽。这是因为大肠壁的横切面充满了痰浊黏液，导致大肠壁肿大，排便的时候挤不干净。

健康的人的大肠壁是怎样的？应该是鼓动有力，排出来的便又粗又长，是成形的。吃软饭拉硬屎，健康！

四、肺虚寒的人生理上有什么表现? 爱做什么梦?

1. 肺虚寒的人常常不分时间、地点的悲, 说话声低, 透露出胆怯, 免疫功能差

"秋悲"是一种很正常的症状, 黄昏看日落西山, 悲也很正常。但如果不分时间、地点的悲, 就病得很厉害了。《红楼梦》中的林黛玉就是这样的人, 看见落花就悲, 在万物盛开的春天也悲。肺虚寒的人到了秋天, 看到落叶萧条的肃杀景象, 就会不由自主地悲上心头。

"悲"字上面是一个"非", "非"像相背而展开的一双翅形, 双翅相背, 表示违背、分离。所以"悲"描写的就是分离的情感, 悲欢离合就是当人分离的时候, 产生了悲, 合在一起就是"欢"的情绪。中药里的合欢皮、百合都是专治悲的, 可见这些名字并不是瞎起的。

黄昏看日落西山, 悲也很正常。但如果不分时间、地点地悲, 就病得很厉害了。

189

肺虚寒的人睡觉时有一个特点，要把上半身垫起来才能睡，要不然喘不上气来；正常人是平躺睡，或者高枕睡。

肺虚寒的人白天肺气不足，说话声音特别低，而且说话声音特别怯，透着不自信。大自然稍微有风吹草动，这样的人肯定第一个感冒，而且感冒还不容易好。为什么？因为身体丧失了防御能力——实火的人是免疫功能亢进，自己杀自己；虚寒的人则是丧失了防御能力。这种人咳嗽没劲儿，喘也没劲儿，咳出来的痰也是稀稀溜溜的，像清水一样。

肺虚寒的人睡觉时有一个特点，要把上半身垫起来才能睡，要不然喘不上来气；正常人是平躺睡，或者高枕睡。

实火的人是免疫功能亢进，自己杀自己；虚寒的人则是丧失了防御能力。

2. 肺虚寒的人梦中被追杀，总是跟心爱的人分手或生离死别

肺虚寒的人晚上做什么梦？要么被追杀，要么一遍一遍地跟谁谁分手，反正以前的那点儿伤心事，全在梦里"演"一遍。要不就丢东西——丢东西也是分手，也是分离。要么梦见家里谁死了，生离死别——死别也是分手，也是悲，有的人就在梦里面哭醒了。这些都是肺阴液不足的一种表现。

肺虚寒的人晚上做梦，以前的那点儿伤心事，全在梦里"演"一遍。

3. 肺虚寒的人宜如何调治

调治肺虚寒的人需要用一些温补肺气的药物或者食材，比如山茱萸、五味子、山药、杏仁等。这些药都有非常好的补肺气的效果，同时也能补大肠之气，增进大肠蠕动。

山茱萸的味道偏酸，服用后能让人把气吸得深点儿。如果有人病重，气若游丝，赶紧用黄芪、山茱萸炖汤，让他喝下去。

人们都说黄芪是提高免疫力的，很少有人知道黄芪能补脾和肺的气，吃完黄芪有种这口气能下去的感觉。

吴茱萸也能调治肺虚寒，特别辣，特别香。

更便宜的是山药，学名薯蓣，生吃或者熬粥吃，补肺气的效果特别好。

针对总是怀有悲悲切切这种情绪、肺阴液不足的人，中药里面专门有两种药——合欢花和百合。请记住，这里的百合不是指花，而是指百合的块茎。

中药里面有专门治肺病的方子，名字起得特别有意思，叫百合固金汤，就是说你咯血、肺痨，我就把它保护起来，稳固住，让病好了。

调治肺虚寒的人需要用一些温补肺气的药物或者食材，比如山茱萸、五味子、山药、杏仁等。

很少有人知道黄芪能补脾和肺的气，吃完黄芪有种这口气能下去的感觉。

针对总是怀有悲悲切切这种情绪、肺阴液不足的人，中药里面专门有两种药——合欢花和百合。

五、肺虚火的人生理上有什么表现？爱做什么梦？

1. 肺虚火的人总是干咳，皮毛干燥，掉头发，鼻孔干、闻不到味，总是发愁

肺虚火表现出来的症状，首先就是干咳，咳半天没痰。皮毛也会干燥，有的人会得鱼鳞病，皮肤干裂得都要出血；有的人会掉头发，还会鼻孔干、闻不到味。

肺虚火之人常有的情绪状态是什么呢？是愁。什么是愁？如果春天播种了，夏天耕耘了，到秋天你自然就会有收获，这时人的心情自然很舒坦。但如果你误了农时，春天没播种，夏天没耕作，眼看快到冬天了没收成，这时你想做点儿事弥补，但农时已过，这就是"明知不可为而为之"，就会产生愁的情绪。

肺虚火之人常有的情绪状态是愁。

所以，这种愁就是较劲、强迫，明知不可为而为之，最后的结果就是身体产生一阵阵的、虚性的、亢奋的火，但最后都于事无补。

2.肺虚火的人在梦里遇到的事都很苦

肺虚火的人容易睡不着觉，睡着了还会盗汗。这些人做的梦，都是一些艰难痛苦、愁得不行的梦。

肺虚火的人容易睡不着觉，睡着了还会盗汗。

3.肺虚火的人宜如何调治

调治肺虚火不能用艾灸的方法，也不能扎针、刮痧，而是要通过食补来滋养肺。但最关键的还是不要较劲，不要钻牛角尖。

应该如何食补呢？可以吃秋梨膏。如果患者的脾胃弱，吃点儿梨就拉肚子，怎么办？那就吃蒸梨。如果吃蒸梨也会拉肚子，那就得吃药了。吃什么？中药里面有很多非常好的滋补肺阴的药，比如沙参、麦冬、合欢花、百合等就是滋阴的，能够生津。

很多食材也可以滋补肺阴，比如银耳、燕窝。有钱

中药里面有很多非常好的滋补肺阴的药，比如沙参、麦冬、合欢花、百合等。

人有有钱人的吃法，没钱人有没钱人的吃法。

柿子也可以调治肺虚火。隔年的柿子最好，讲究的人会把前一年摘下来的柿子放在地窖里，第二年再吃，这时柿子的涩味就全没有了。秋天可以把柿子稍微冰冻一下再吃，这就是天然的冰激凌。其实真正吃冰冻的东西应该在冬天吃，吃了没事。夏天绝对不要吃冷饮。为什么？因为冬天人的阳气收回到体内，胃肠是热的；夏天人的阳气散在体表，胃肠是凉的，你非从冰箱拿出冰来吃，吃了就落病。

老鸭汤滋补肺阴的效果也非常好，能治肺里的咳。但前提是这个人的脾胃消化功能还不错——如果脾胃消化功能不好，吃什么都白搭。

隔年的柿子最好。

老鸭汤滋补肺阴的效果也非常好，能治肺里的咳。

第六章
肾、膀胱不好的人会得什么病？
爱做什么梦？

肾是我们的先天之本，对应的五味是咸味，对应的七情是惊和恐，对应的颜色是黑色。肾藏精——所谓精就是我们的精髓，骨子里的东西。最重要的精是什么精？是脑袋里装的脑髓，也就是人的水。

人活一辈子，把这点儿精漏完了、消耗完了，人也就完了。精就是我们的生命之水。

肾的任务是藏精，但人体需要把精加热转化为元气后去养神，如果精总是藏在肾里凉着，人也会出问题。比如有的孩子生下来智力发育不好，说明他的精没有变成气去养神，所以要调治这种孩子就要让他的精热起来，让精变成元气去养神，可以艾灸肚脐的神阙穴和肚脐下的关元穴。

一、肾、膀胱应该如何养

肾是我们的先天
之本。

1. 肾是我们的先天之本，肾藏精，对应的五味是咸味，对应的七情是惊和恐，对应的颜色是黑色

肾是我们的先天之本，对应的五味是咸味，对应的七情是惊和恐，对应的颜色是黑色。肾藏精——所谓精就是我们的精髓，骨子里的东西。**最重要的精是什么精？是脑袋里装的脑髓，也就是人的水。**

肾藏精——所谓精
就是我们的精髓，
骨子里的东西。

人活一辈子，把这点儿精漏完了、消耗完了，人也就完了。精就是我们的生命之水。

我们进桑拿房蒸桑拿的时候，有一个玻璃管的沙漏计时，叫沙钟。刚进桑拿房的时候，玻璃管里装着的沙子是不动的，你进去以后把沙漏倒过来，沙子就开始往下漏来计时，在固定时间内漏完。

精就是我们的生命
之水。

老天赐予我们的"沙子"就是精髓，人出生前头朝下，出生后头朝上，"沙钟"启动了，就开始漏。老天本来让人的"沙子"漏120年（活到天年），可是我们很多人都是中途壮志未酬身先死，漏到半截就结束生命了。

形象地说，脑髓沿着脊柱往下漏，然后分布到全身，化成身体的液。液包括什么呢？男人射出的精液，女性分泌的阴道液体，还有汗液、血液、唾液、泪液、胰腺的消化液、肠道的黏液等。这些都是液，都是水，都是精。

人体的水液是由脾运化而来的，脾的作用是化水。喝进去的水不会直接成为人体的体液，而要通过脾的转化，化成体液，然后由肾把它储存起来，不让它丢掉。

人体内存的体液大致有两种，一是津，二是液。津是比较清、稀的液体，比如汗、泪等。剩下的被浓缩以后变得黏稠的液体是液，比如涕、痰、涎、带、髓、精液等。

老天赐予我们的"沙子"就是精髓。

人体内存的体液大概有两种，一是津，二是液。

197

2. 什么叫补肾?
当肾出现漏精、漏气的情况时把它补住

肾主封藏，就好像老公挣钱交给老婆，老婆存起来，不轻易漏掉。人们经常说"补肾"，"补"是什么意思? 有人说往锅里加东西叫补。不是，那叫充，或者叫益。真正的"补"是什么含义? 锅漏了，补漏洞，当肾出现漏精、漏气的情况时把它补住，这是止损，而不是增加收益。所以，人们常说的补肾其实是益肾，就是锦上添花，好比往锅里加肉加水。

本来大家天生都是有精、有血、有气的，怎么会虚了呢? 首先，看看是不是锅漏了。

3. 肾主水，
海里的东西都能直接或间接补肾

肾主水，因此海里的东西都有直接或间接补肾的作用，但如果补得太过，就会适得其反。

有的人就是因为吃得不合适而引发过敏症状，比如很多人一吃虾就过敏，因为虾是发物，过敏后就会出现尿血的情况。还有的人吃螃蟹过敏。还有的人为了保健

198

而吃深海鱼油，我说："你的胃能把那么阴寒的东西化掉，你就吃它；如果你的身体化不掉，那都是过敏源。"

4. 想要活得长，并且活得快乐，一定要控制食欲和性欲

《黄帝内经》说"心藏神""肾藏精"。"心藏神"不是说心就是神，而是说心只是一个"旅馆"，神住在那里而已；"肾藏精"也不是说肾就是精，精是父母给的，它只是在肾里放着而已。

冰箱可以保存很多东西，是因为它的温度低，实际上肾也是一个低温的脏器。人体需要平衡，心是火，是温暖身体的，心火可以用来平衡肾水。身体太热会出问题，太凉也会出问题，水和火应该是平衡的。

肾的任务是藏精，但人体需要把精加热转化为元气后去养神，如果精总是藏在肾里凉着，人也会出问题。比如有的孩子生下来智力发育不好，说明他的精没有变成气去养神，所以调治这种孩子就要让他的精热起来，让精变成元气去养神，可以艾灸肚脐的神阙穴和肚脐下的关元穴。

这就像天气热的时候，地上的水变成云，然后云又

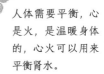

冰箱可以保存很多东西，是因为它的温度低，实际上肾也是一个低温的脏器。

人体需要平衡，心是火，是温暖身体的，心火可以用来平衡肾水。

天气热的时候，地上的水变成云，然后云又变成雨落到地面，这样整个天地的循环系统就是正常的。

变成雨落到地面，这样整个天地的循环系统就是正常的。天气下降到地下，地气上升到天上，这种交流就是"泰"——天地有交流。如果中间被阻挡，它们的交流会被分开，就不正常，这种状况就是"否（pǐ）"。

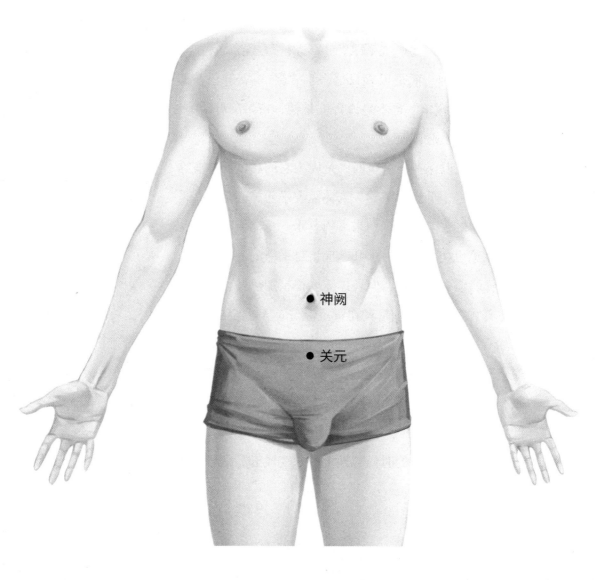

● 神阙

● 关元

从人体来讲，心属火，在天上；肾属水，在地下。如果你的心火能够下去温暖你的肾水，让下面的水变成气，这就是一个良性循环。

所以，修行者练功或者静坐的主要目的就是把心火集中到丹田，让丹田热起来。如果男性或女性小肚子凉，说明他们的气不是很足。而练功的最高境界，是不管走到哪里，小肚子都是热的，气都是很足的。

让肾精流失的途径有两个：

一是脾（土、甘）克肾。一个人平时吃的东西太多，特别是甜的东西吃得太多，最后的结果是不停地上厕所，这就把肾伤了。肾是用来藏的，假如你吃过量的东西，喝太甜的东西，它就藏不住精了。

二是心火侮肾。本来是水克火，即肾克心的，但是如果心火太强，最后肾水反而会没有。**如果想要有节制地消耗精，而不是快速地失去精的话，一定要控制住心和脾这两个脏，要控制食欲**（脾）**和性欲**（心）。把这两个脏控制好了，精就安全了，就不会过度流失了。

现在人们本来没有多少食欲，却要吃麻辣的食物刺激食欲，这是不好的做法；本来没有性欲（说明自己的身体已经不好了），却要吃很多药，把自己的性欲再刺激起来，这种做法其实也是在让自己的精流失。

控制好食欲和性欲后，人就可以节省精，让精去发

如果你的心火能够下去温暖你的肾水，让下面的水变成气，这就是一个良性循环。

肾是用来藏的，假如你吃过量的东西，喝太甜的东西，它就藏不住精了。

控制好食欲和性欲后，人就可以节省精，让精去发展自己的神，最后人的神就发展得很强大。

男性想把肾精藏好的话，睾丸的温度一定要低于体温。

展自己的神，最后人的神就能发展得很强大。普通人做不到这些，但可以稍加控制。那些不控制的人最后的结果会有两个：一是死得很早，二是脑子变得很蠢。

男性属阳，本身就是一个温暖、有力气的人，所以男性想把肾精藏好的话，睾丸的温度一定要低于体温；女性属阴，相对来讲不存在这个问题。

很多男性的肾精出了问题，是因为睾丸变热了，到医院一查精子的数量不够，有好多精子都死了，而且活跃度也很差。

现在男性精子质量差的原因有四个：

现在男性精子质量差的原因有四个：第一个原因是穿牛仔裤。第二个原因是热水浴。

第一个原因是穿牛仔裤。牛仔裤很舒服，但对男性来讲，由于牛仔裤不透气，会使睾丸附近的温度升高，结果睾丸的温度和身体的温度一样，导致死精或精子的活跃度变差。

第二个原因是热水浴。日本有很好的温泉，泡温泉的时候要注意泡一会儿就出来一下，过会儿再泡。16岁以下的男孩子不要泡温泉，因为他的性能力正处于发展阶段，睾丸附近需要冷，如果总是泡在温泉里，身体就会出问题。只是用热水洗澡是没有事的，而泡温泉不一样，是在热水里待着，而且有时温泉的温度可以达到40℃左右。

第三个原因是睡觉的习惯和坐姿。

第三个原因是睡觉的习惯和坐姿。

第四个原因是酒。 很多伟大的文学家文章写得非常好，但他们有个不好的习惯——酗酒，结果很多人的孩子就不聪明。酒可以让局部温度升高，也可以让性欲提高，却让精子的质量下降。

所以我们想要活得时间长，并且有快乐的生活，一**定要把精藏好，慢慢用，不要肆意耗费精气。**

精变成气以后，是通过三焦到达身体各个部分的（心、身、皮）。三焦就像三个"加油站"，上面有一个，中间有一个，下面有一个。上面的"加油站"控制上面，把元气送过去；中间的"加油站"负责中间；下边的"加油站"负责下面。

第四个原因是酒。

精变成气以后，是通过三焦到达身体各个部分的。

5. 帕金森病、脑萎缩和脊髓空洞 都与肾的问题有关

当肾的功能有问题时，脑、脊髓也会出现问题。所以很多人岁数大了以后，上肢会有一些震颤，西医称之为"帕金森病"，就是因为精液不够。如果一个人的精液不够，就会震颤。如果他的脑和脊髓没有问题，就不会出现这种情况。

当肾的功能有问题时，脑、脊髓也会出现问题。

有一个好的办法可以保持精液——每天早上起来以后，把舌头顶在上牙膛，唾液就会分泌很多，然后咽下去直到丹田。

每天早上起来以后，把舌头顶在上牙膛，唾液就会分泌很多，然后咽下去直到丹田。

6. 如果你有干燥综合征，
应该好好调治一下肾

现在有一种病，西医称之为"干燥综合征"。

首先表现为眼睛干。看会儿东西眼睛就疼。这时很多人会把眼药水滴在眼睛里。但由于药水不是自己的体液，所以患者还是会感到很不舒服。

第二个症状是嘴干。吃饭的时候总要喝点儿水才能咽下去。

第三个症状是牙齿干。有唾液的时候，牙齿可以被滋润；没有唾液时，牙齿就变干了。

治疗干燥综合征，先要调治肾。

第四个症状是阴道干。阴道干就会出现两个问题：一是经常会感染和痒，因为阴道分泌的黏液是保护身体的，如果没了黏液，就会出现阴道瘙痒的情况；二是性生活的时候会感觉疼、出血，这些问题都会影响女性的生活。

所以，治疗干燥综合征，要先调治肾。如果患者不

愿意吃中药，不愿意调治，还有两个方法有助于改善干燥综合征。

第一，每天早上起来咽唾液，一开始可能没有，就先做这样的动作，慢慢就会有了；**第二，每晚睡觉前按摩脚心的涌泉穴，**这么做可以刺激肾，让它工作，把体液储存起来。

另外，我曾经说过，要调治某一脏器的虚弱，不仅要调治这个脏器，还要调治它的"妈妈"——肺。金生水，即肺生肾，所以调治肾水缺乏还需要调治肺。想让眼睛湿润，一个方法是吃药，另一个方法是打哈欠。

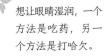

有两个方法有助于改善干燥综合征：第一，每天早上起来咽唾液；第二，每晚睡觉前按摩脚心的涌泉穴．

想让眼睛湿润，一个方法是吃药，另一个方法是打哈欠。

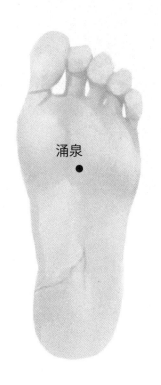

涌泉

这时人体就像茶壶一样，空气进来了，水就能出来，所以肺的功能加强后，眼睛就湿润了。

调治肾的问题一般不用艾灸，因为肾本身是需要冷的。

身体有的地方可以艾灸，有的地方不可以艾灸。所有带"风"字的穴位都不可以艾灸，比如风府穴、风池穴等，因为风上加火会烧得更厉害。

调治肾的问题一般不用艾灸，因为肾本身是需要冷的。

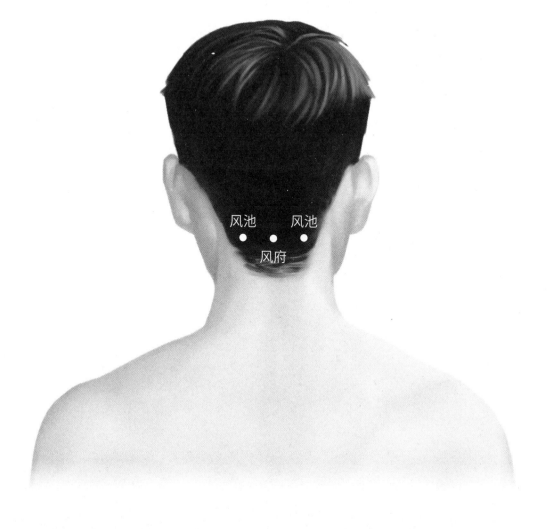

7. 肾主志，记忆力的好坏都与肾有关

人的记忆主要由肾管，记忆力的好坏都与肾有关。

人在小的时候肾气非常足，所以记忆力非常好，很多人在 3 岁到 7 岁时记忆的东西一辈子都忘不了。

如果一个人说自己最近总是忘事，那就说明他的肾有问题了。老年痴呆也是肾有问题导致的。

很多人喜欢喝甜水，其实这样的水喝得越多，对肾就越不好。因为脾胃克肾，而脾胃喜欢的味道是甘淡的。

有的人喝了很多水之后，总是上厕所，他们觉得这是在清除体内的毒素。其实错了，这样做实际上是增加了身体的负担，会伤肾。所以，我总是建议人们喝热水，不渴的时候就不要喝水，渴的时候也要慢慢地喝水。最好在水里加一点儿苦的味道，比如茶。

要想保持好的记忆力，就要少吃甜食，少喝甜的饮料，多吃苦味的食物。 出家人不喝酒、不吃肉，但他们常喝茶。很多有名的茶都是从佛教寺院传来的，我们叫佛茶。

喝茶以后会睡不着觉，但喝茶以后记忆力非常活跃，很久以前的事都能记起来。

另外就是在饮食上可以加入一些动物的骨髓。有的人说："直接吃动物的脑是不是也可以？"这样是不行的，因为有的动物的脑太凉了，比如猪脑是凉的，所以

人在小的时候肾气非常足，所以记忆力非常好。

很多人喜欢喝甜水，其实这样的水喝得越多，对肾就越不好。

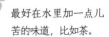

最好在水里加一点儿苦的味道，比如茶。

有的人吃完猪脑以后身体会出现一些问题。可以吃的动物脑是鸡脑、兔脑。

有的人不爱吃脑，也可以做骨髓汤喝，尾巴也可以，但最好的是腔骨（腔骨就是脊髓待的地方）。想让老年人多活几年，就要给他们做一些这样的食物，帮助他们保留肾精。

如果老人不喜欢吃肉或者骨髓，还可以吃坚果，最好的是核桃、松子、榛子和开心果。要注意吃的方法，比如核桃，一定要煮熟了吃，不要生吃，因为生吃身体吸收不了；烤熟了吃最好，煮熟了吃也可以。煮的时候要加点盐，不要太咸。千万注意不要加糖，因为甜的食品对脑不好。另外，要把煮熟的核桃皮剥掉，因为皮的作用和仁的作用正好相反，这样吃对脑才好，而且头发也会变黑。

其实，最好的办法是用微波炉烤核桃吃，因为烤完以后油都出来了，皮和仁也分开了。

买核桃最好买带皮的。已经剥开的核桃，首先我们不知道它被剥开多久了，另外味道也不好了。就像大米如果带着壳可以保存 5 年，如果把壳剥掉最多可以放一年，壳可以起到保护的作用。总之，既想好吃，又对身体好，就不能怕麻烦。

有的人不爱吃脑，也可以做骨髓汤喝，尾巴也可以，但最好的是腔骨。

最好的办法是用微波炉烤核桃吃，因为烤完以后油都出来了，皮和仁也分开了。

买核桃最好买带皮的。

8. 不要小看肾的经络穴位

肾经起源于小足趾，到涌泉穴，然后绕内踝骨一周。内踝骨旁有一个非常重要的穴位叫太溪穴，肾经从太溪穴起来以后继续往上走，绕生殖器一周再向上走，就在任脉的边上，跟着任脉一起往上走，然后到胸口，最后经过嗓子到达舌根部。

冲脉走的与肾经是一条线。

对肾经来讲，把涌泉穴和太溪穴记住就可以了。

将脚掌（不算脚趾）分成三份，第一等分线的中点即是涌泉穴。**如果想让体液够用，就要经常揉一下涌泉穴，这个地方代表肾。**

太溪穴的"溪"是峡谷的意思，说明这里的气是往

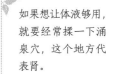

对肾经来讲，把涌泉穴和太溪穴记住就可以了。

如果想让体液够用，就要经常揉一下涌泉穴，这个地方代表肾。

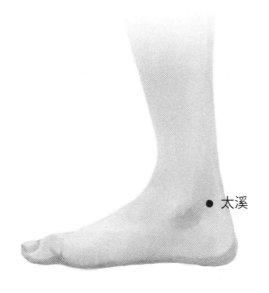

● 太溪

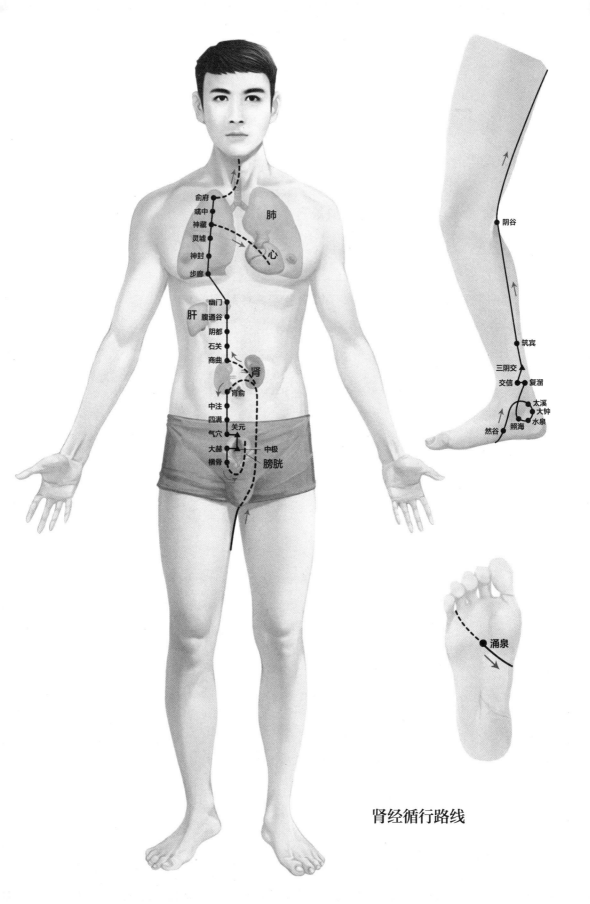

俞府
彧中
神藏
灵墟
神封
步廊

幽门
腹通谷
阴都
石关
商曲

肓俞
中注
四满
气穴
大赫
横骨

关元
中极

肺
心
肝
肾
膀胱

阴谷

筑宾
三阴交
交信
然谷
复溜
太溪
大钟
水泉
照海

涌泉

肾经循行路线

下降的。如果一个人的小便过多、晚上经常起来撒尿，那就要治他的肾了。如果一个人不小便、肚子肿、尿不出来、前列腺有问题，那就是膀胱的问题。

五脏负责藏，六腑负责通，不能藏或藏不住是肾的问题，不能通是膀胱的问题。

如果小便太多，就揉太溪穴。如果尿不出来，就按太溪穴对面的昆仑穴——怀孕的妇女不能揉昆仑穴，揉了以后可能会流产，因为昆仑穴是膀胱经的穴位。

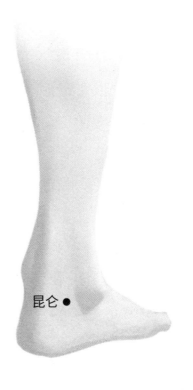

中医的阴阳关系就是这样，阴主藏，阳主动。

还有一个是关于男性的问题。有的男性在三四十岁时性交的时间特别短，这和憋不住尿一样，是肾的问题——一个原因是他太激动了，心火太旺了；另一个原因是肾水太虚了。

早泄的患者可以揉太溪穴，能让精藏的时间长点儿。还有一种男人是不射精，很长时间都不射，这时要揉他的昆仑穴。

早泄的患者可以揉太溪穴，能让精藏的时间长点儿。

二、肾实火的人性格和生理上
有什么表现？爱做什么梦？

1. 肾实火的人小便时会有红肿、淋漓热疼的感觉

很多人说："肾不是水吗，怎么会有火？"其实是有的。

肾实火会出现什么问题？有泌尿系统的感染，小便的时候红肿、淋漓热疼，不停地上厕所。

还有的人会出现肾结石的疼痛发作，因尿道被划伤，还会出现尿血的情况。

这种人还有一个特点，脚踝后面的太溪穴"嘣嘣嘣"地跳。平时不怎么跳，当人有了实火的时候，就跳个没完。

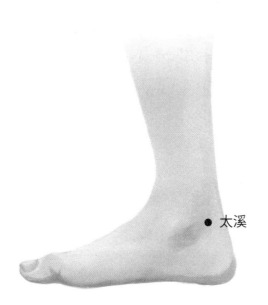

● 太溪

2. 肾实火的人会梦见黄河发大水，
　 但里面全是红色的火

　　肾实火的人会做什么梦呢？我在临床上碰见的不多，肾的泌尿系统出现了火，人就会很不舒服，这些人要么在晚上反复起夜，要不就疼得一宿睡不着觉。

　　这种人做梦比较少，有的人会梦见黄河发大水，但里面全是红色的火。

肾实火的人做梦比较少，有的人会梦见黄河发大水，但里面全是红色的火。

3. 肾实火的人宜如何调治

调治肾实火需要用一些甘甜的、利尿的药。最好的药就是老玉米须子，或者煮玉米的水，可起到利尿排石的作用。还有白茅根、滑石等，排石效果都非常好。

调治肾实火需要用一些甘甜的、利尿的药。

三、肾实寒的人生理上有什么表现? 爱做什么梦?

1. 肾实寒的人会小便困难，前列腺肥大、增生，长结石

肾虚的人称为"漏"，"漏"的反义词是"不漏"——尿不出尿来、难产（生不出来孩子）……这就是肾实证。轻微的实寒证会有结石，到一定程度就会形成肿瘤。结石的实寒证是结石不动的状态，而实火证则是结石滑伤尿道以致出血的状态。

肾实寒证的人可能出现前列腺肥大、前列腺增生、前列腺肿瘤、前列腺癌等症。

轻微的实寒症会有结石，到一定程度就会形成肿瘤。

肾实寒证的人可能出现前列腺肥大、前列腺增生、前列腺肿瘤、前列腺癌等症。

2. 肾实寒的人会梦见下大雨、下冰雹，划着船的时候水干了

肾实寒的人会梦见有形的东西带着水从天上往下砸。

肾实寒的人会梦见下大雨、下冰雹，有形的东西带着水从天上往下砸。还有的人会梦见划着船的时候水干了，不得不开始划旱船。

3. 肾实寒的人宜如何调治

调治肾实寒证，针刺的效果最好。

调治肾实寒证，针刺的效果最好。针刺的穴位有气海穴、关元穴、中极穴。

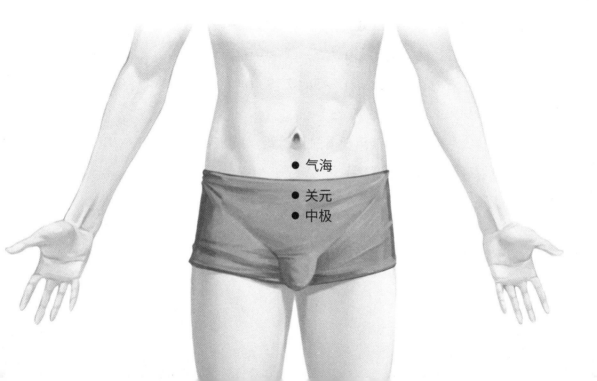

● 气海

● 关元

● 中极

如果用吃药化石的方法来调治，有一个很好的药叫鸡内金，就是鸡的砂囊内壁，其功效非常强大，可以把人体内的这些石头消磨掉。所以，中医把鸡内金磨成粉，让患者吞服，除了能调治孩子的食积以外，还能化掉人体内的很多石头，包括胆结石和肾结石。

现在很多人得结石病，跟盲目补钙有关。补钙没补到骨头上，却补到肾里面，补到尿道里面去了。所以，不要乱吃这些补钙、补锌的东西。

肾的实寒证还跟一个原因有关——乱服催欲之药，人为地延长性交时间。

中医把鸡内金磨成粉，让患者吞服，除了能调治孩子的食积以外，还能化掉人体内的很多石头，包括胆结石和肾结石。

现在很多人得结石病，跟盲目补钙有关。

217

四、肾虚寒的人生理上有什么表现？爱做什么梦？

肾能把我们的精化成气，特别是化成元气，推动全身去工作。

1. 肾虚寒的人白天无精打采、怕冷、腰酸、没劲儿、眼前发黑、眼前总有小黑点转来转去、早泄

肾有一个功能，就是把我们的精化成气，特别是化成元气，推动全身去工作。肾虚寒的人元气就有点儿不足，整个人的精神状态都会变差，白天无精打采，总是想睡觉。这就是《伤寒论》中说的"少阴病，脉微细，但欲寐"。有的人甚至开车时都能睡着。怎么办？先补后益——先填补漏洞，再给里面加温。

肾虚寒证的表现是肾气不固，人首先会表现出漏，包括漏血、漏精、出汗等。

肾虚寒的人白天无精打采，总是想睡觉。

现在有的人靠催吐、拉肚子来减肥，这就是在漏。还有很多得鼻窦炎的人鼻涕流个不停，中医把这种情况叫脑漏，患者最大的特点就是记忆力明显下降，因为肾主志，所以人的记忆力不好等问题都跟体液、精液的流失有关系。

肾虚寒的寒证表现是什么？首先表现为腿脚冰凉，还有的人是小肚子凉。有的女孩子如果直接一屁股坐在塑料凳上，就会肚子疼——因为虚，身体没有防御能力，寒气就进入体内了。

所以，怕冷、腰酸、没劲儿、目眩（眩不是晕，而是眼前发黑）、玻璃体浑浊（眼前总有小黑点转来转去）、耳鸣的人，都是肾虚寒证。

为什么会耳鸣？给你一个秤砣它会响吗？不会，只有它被挖空后，这时敲它才会响。因此，肾充满精和气的时候耳朵不会响，肾虚之后耳朵开始会小声低频地响，慢慢地就变得高频尖锐，最后到了白天听不见响声、晚上夜深人静的时候就会响，而且还是两个音频合唱的程度。一般都是先鸣后聋。

有耳鸣的人要记住，出现症状的前3个月要赶紧调治，3个月以后治就比较麻烦了。

肾虚寒的人还会早泄。我讲过，早泄有两种可能，一个是心火太旺，另一个是肾水不足。年轻小伙子由

现在有的人靠催吐、拉肚子减肥，这就是在漏。

肾虚寒的寒证首先表现为腿脚冰凉，还有的人是小肚子凉。

有耳鸣的人要记住，出现症状的前3个月要赶紧调治，3个月以后治就比较麻烦了。

于兴奋、激动会早泄，但这种情况不是肾虚造成的，而是心火太旺。如果新鲜劲儿过了，仍然坚持不了多长时间，那就是肾的问题。

有的人会憋不住尿，不停地上厕所；有的孩子会遗尿、尿床；有的女性有时一咳嗽，小便就会出来。这些都是肾虚寒的表现，这样的女性会表现出憋不住尿、漏精、白带特别多。正常女性到排卵期会有一些黏液分泌，但肾虚寒的女性分泌会不干净，对身体的伤害很大，相当于男性的遗精。

有的女性有时一咳嗽，小便就会出来，这都是肾虚寒的表现。

2. 肾虚寒的人会在梦里找厕所，做性梦

肾虚寒的人会梦见找厕所，在梦里找到厕所就尿了，醒来发现自己尿床了。

还有的人会做性梦，有的人因为性器官有感染变成了刺激，导致不停地做性梦。我治疗过一位70多岁的老太太，还会做性梦，诊断后发现她有妇科炎症。

肾虚寒的人会梦见找厕所，还有的人会做性梦。

3. 肾虚寒的人宜如何调治

调治肾虚寒需要补肾，就是补漏洞，会用到一些胶

类的药物，比如龟板胶，还会用一些苦味坚肾的药物。

俗话说，年轻时吃点儿苦，老了以后有好处。而且苦味食物有坚肾的作用。

苦味食物其实不多，所以人有意识地多吃点苦味食物，五行就会平衡。

平时我们吃苦味食物的方法有两种：

一是喝茶。茶是苦的，有固肾的作用，能让肾不流失太多水液。

二是吃坚果。植物把最精华的东西都储存在种子里，你吃水果吃的是果肉，目的是排便，最后变成一堆肥料，促进植物的生长。真正有价值的东西都拿一个坚硬的壳把自己包进去了，你要聪明的话，去吃它。

最好的坚果有核桃、榛子、松子等。**吃坚果有讲究，一定要烤熟或者煮熟，烤熟是最好的。另外，吃坚果一定要把果仁外面的那层薄皮剥掉。**

中药里有很多比较好的补肾药，比如益智仁。益智仁是我调治小儿尿床经常用的一个药。把它研成末，装进胶囊给小儿吃，效果特别好。

我调治过一个 12 岁的男孩，他平均 2 天尿一次床，他妈妈带他看了 6 年病，后来找我调治。这种精不足的孩子有个特点——神也不足。小男孩就不敢跟人对视，眼神怯怯的，跟做贼似的。给这种患者调治，要在补精

俗话说，年轻时吃点儿苦，老了以后有好处。而且苦味食物有坚肾的作用。

平时我们吃苦味食物的方法有两种：一是喝茶。茶是苦的，有固肾的作用，能让肾不流失太多水液。二是吃坚果。

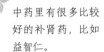
中药里有很多比较好的补肾药，比如益智仁。

之前先把"锅"补住，然后再往里加水。

还有一味药是分心木，就是核桃中间隔开核桃仁的小木皮，也是调治小儿遗尿非常好的药。

早产、习惯性流产，都是肾气不固的表现，我们会用到川断、杜仲、菟丝子这些药。

肾虚寒的人最忌讳吃甜的食物，比如老玉米、甘蔗、巧克力等食物，越吃越漏。

肾虚寒的人最忌讳吃甜的食物，比如老玉米、甘蔗、巧克力等食物，越吃越漏。

五、肾虚火的人生理上有什么表现？
爱做什么梦？

1. 肾虚火的人会盗汗，白天燥热，
有干燥综合征，性亢奋

　　肾是水，水漏干后的表现是什么呢？人到晚上睡觉时就会盗汗。人们在白天干活出点汗是正常的，但有的人睡着后还会出汗——盗汗，醒来后汗就停了，这就是漏。调治这种症状，不能把火去了，只能先把漏洞补住，然后再往"锅"里加水，就可以补肾阴。

　　肾虚火会表现出虚性亢奋的状态，在更年期时很严重——"锅"里熬的肾阴不足了，但"锅底"下还有火，其表现是盗汗，晚上一闭眼睛睡觉就出汗。

　　另外就是白天燥热，脾气也会变得暴躁，因为肾水不足，水克火，所以心的火苗总是往上蹿，导致看谁

有的人睡着后还会出汗——盗汗，醒来后汗就停了，这就是漏。

肾虚火会表现出虚性亢奋的状态，在更年期时很严重。

223

都不顺眼。

有的人会表现为反复长痤疮，这也是肾虚火的一种表现。

有的人有干燥综合征，表现为全身体液干燥和缺乏，眼睛干涩，需要用人工泪液；口腔也干，吃饭要用水往下送。另外，肾虚火患者的牙齿最后都会碎裂成一小块一小块的，然后全部脱掉。有的女性表现为阴道干燥，会出现性交障碍、性交痛、性交出血等情况；有的人会出现老年痴呆、小脑萎缩、大脑萎缩的症状。

肾虚火还有一个典型症状——性欲亢奋，本来水克火，但肾水不足，压不住心火，小火苗就会往上撩，会有压抑不住的性冲动。

还有的人表现为性敏感。我调治过一些有遗精问题的男孩，他们总有那种克制不住的性冲动，有手淫的习惯。最典型的例子是一个男孩甚至到了听不得女性说话的地步，一听见女性说话马上就产生遗精的冲动。还有一个男孩晚上睡觉的时候其阴茎和阴囊不能碰任何东西，只要碰到，哪怕是内衣、内裤，他都会遗精。最后，他爸爸就在他床上掏了一个洞，让他趴着睡，把阴茎、阴囊放在洞里。但这不是办法，产生这些症状的真正原因是肾水不足，长此下去，会把人漏干的。

奇怪的是，现在有的人认为男性的精液只是一点儿

干燥综合征的人全身体液干燥和缺乏，眼睛干涩，需要用人工泪液。口腔也干，吃饭要用水往下送。

肾虚火还有一个典型症状——性欲亢奋。

还有的肾虚火的人表现为性敏感。

蛋白质，漏点儿没害处。其实这种蛋白质和别的蛋白质不一样，就像钻石是碳，铅笔芯也是碳，我拿铅笔芯换你的钻石戒指，你换吗？所以这些人虽然知道精液是蛋白质，但他没想到制造精液的过程需要消耗人体多少能量、多少气血。要把普通碳转化成金刚石，需要高温、高压，还需要时间。

所以，中国人认为精是宝贵的，频繁地遗精等于在伤害自己的根本。有的人一直在强调"手淫无害论"，结果经常手淫的人最后生殖功能出现了问题，甚至整个人的精力、记忆力都下降了；一个活蹦乱跳的大小伙子变得眼睛不敢看人，因为体内少了精。为什么有的人一说话就令人感到英气逼人，这是精气神都很足的体现。而精气不足的人活得很窝囊。

2. 肾虚火的人会做很多性梦

肾虚火的人会做很多性梦。比如《红楼梦》里的贾瑞看"风月宝鉴"时，看到王熙凤向自己招手，就进去云雨一番。这个性梦就相当于人快死时回光返照的状态，越是精不足就越兴奋，越兴奋就越遗精。这种恶性循环到最后就只有死路一条，灯火苗将灭之前，肯定要跳两下，他就是这种状态。

> 钻石是碳，铅笔芯也是碳，我拿铅笔芯换你的钻石戒指，你换吗？

> 中国人认为精是宝贵的，频繁地遗精等于在伤害自己的根本。

> 为什么有的人一说话就令人感到英气逼人，这是精气神都很足的体现。

3. 肾虚火的人宜如何调治

中药里有一种非常有名的药叫地髓，就是人们常说的地黄。没经过加工的叫生地黄，加工以后颜色变黑的叫干地黄或熟地黄。现在常见的六味地黄丸、杞菊地黄丸（加了枸杞和菊花）、麦味地黄丸（加了麦冬和五味子），都是基于补肾补肺、金生水为目的，恢复人的精和液的。

很多男性都吃六味地黄丸，认为有病没病先补着，这是一种安慰剂效应。如果不是肾阴虚，没有虚热、盗汗的现象，就别吃六味地黄丸。很多肾阳虚的人吃六味地黄丸，结果越吃脸越黑。

还有一味药是地骨皮，就是枸杞树的根。**枸杞的果实是红的，它不是补肾的，而是催心火的**——古人讲"离家千里不食枸杞"。什么意思？老婆不在身边，自己一个人出差，再吃点儿枸杞，兴奋得晚上睡不着觉，容易犯错误。地骨皮是苦寒的，能清虚火、补肾。

另外，如果病到很严重的程度，还可以吃大补阴丸，既能补住你的"锅"，又能往"锅"里加"阴"。这个药的主要成分是猪脊髓——中医的古方提倡用血肉有情之品来滋补，比如大补阴丸就是用猪脊髓配合黄檗、知母等中药，起到滋阴的作用。腔骨里的骨髓能入药，所以人们吃腔骨要敲骨吸髓，可以补肾精。这样的人，平时可以炖甲鱼汤、炖蛇汤来喝，达到滋阴的效果。

学好中医知识，
就懂得更好地爱家人、朋友和自己

本书讲的是六脏六腑对应人的心理、思想、情绪、情感与梦境的关系，其实这只是一个引路，之后可以以此为基础展开学习，希望会引起大家学习中医的兴趣。

我们学中医的目的，不见得非要做医生。张仲景在《伤寒论》中说："上以疗君亲之疾，下以救贫贱之厄，中以保身长全，以养其生。"这句话是说，父母病了，我起码不会干蠢事，不会以尽孝的名义把他往死路上推；碰到需要帮助的人，我可以有效地帮助他；最重要的是，我学会了更好地关爱自己。